Dr. med. Eberhard J. Wormer

Prostata – Beschwerden wirksam behandeln

- Medizinische Grundlagen verständlich erklärt
- Wirksame Naturheilverfahren und Selbsthilfemaßnahmen
- Exklusiv: Zusatzinformation im Internet über almeda.de

midena

Inhalt

ALTERNATIVE HEILMETHODEN & SELBSTHILFE

AKTUELLER SERVICE

Der geplagte Mann

Für die meisten Männer bleibt sie die große Unbekannte in ihrem Leben: die Prostata. Es ist erstaunlich, wie wenig Männer über dieses Organ, das auch Vorsteherdrüse genannt wird, Bescheid wissen und wie wenig Männer sich überhaupt für dieses Körperteil interessieren. Noch erstaunlicher ist es, dass die meisten Männer, vor allem im höheren Lebensalter, häufig auf unangenehme Weise an die Existenz dieses Organs erinnert werden: Man schätzt, dass etwa 80 Prozent aller Männer über 60 Jahre unter Prostatabeschwerden leiden.
Aber auch den klugen Köpfen, die in der Geschichte der Medizin zu finden sind, waren die Anatomie und die Funktion der Prostata entgangen. Weder Leonardo da Vinci noch der Anatom Andreas Vesalius im 16. Jahrhundert hatten dieses Organ beim Menschen richtig dargestellt. Es blieb dem italienischen Arzt Giovanni Battista Morgagni im 18. Jahrhundert vorbehalten, erstmals eine anatomische Beschreibung der Vorsteherdrüse und Hinweise auf ihre Funktion zu liefern.
Von den Folgen der gut- oder bösartigen Prostatavergrößerung blieben auch die großen Männer der Weltgeschichte nicht verschont, und zwar unabhängig davon, ob Sie ihre Lebenszeit hemmungslos exzessivem Sex gewidmet hatten oder nicht. Politiker wie der hochpotente Zar Peter der Große oder eher sexuell enthaltsame Charaktere wie General von Hindenburg oder Charles de Gaulle sowie auch sexuell hyperaktive Künstler wie der Maler Pablo Picasso oder der Schriftsteller Georges Simenon machten unliebsame Bekanntschaft mit dem Eigenleben ihrer Vorsteherdrüse und unterzogen sich schmerzhaften, meist erfolglosen Eingriffen.
Das ist heute anders. Prostataleiden gehören zu den Erkrankungen, die medizinisch mit zahlreichen wirksamen Maßnahmen fast immer mit großem Erfolg behandelt werden können – aber nur, wenn frühzeitig bekannt ist, dass eine Prostataerkrankung vorliegt.

Dieser Ratgeber ist als orientierender Einstieg in das Thema Prostata gedacht, möchte Ihnen die wichtigsten Informationen zugänglich machen und damit Angst und Unsicherheit abbauen helfen. Sie werden viele Antworten bekommen, aber auch viele neue Fragen werden auftauchen, die in diesem Ratgeber nicht beantwortet werden können. Ich möchte Sie deshalb ausdrücklich dazu ermutigen, die Kontakt- und Informationsangebote im Serviceteil dieses Ratgebers zu nutzen – insbesondere die für Prostata-Betroffene zahlreich zur Verfügung stehenden Websites im Internet.

Im Jahr 1997 waren in Deutschland 27.800 Männer an einem Prostatakarzinom erkrankt, das damit nach Lungenkrebs die zweithäufigste Krebserkrankung bei Männern ist.

Bei Prostatabeschwerden – ein heikles, den Intimbereich eines jeden Mannes berührendes Thema – sind grundlegende Informationen über die Funktionsweise der eigenen Vorsteherdrüse und mögliche Therapieformen ein großer Vorteil für das offene Gespräch mit der Partnerin, dem Partner, dem Urologen oder dem Psychotherapeuten. Prostataerkrankungen kann heute wirksam vorgebeugt werden und man kann sie erfolgreich behandeln, wenn sie ohne falsche Scham frühzeitig zur Kenntnis genommen werden.

München, im Sommer 2000
Dr. med. Eberhard J. Wormer

Aufbau und der Prostata

In jüngeren Jahren mögen sich Männer kaum den Kopf über ihre Vorsteherdrüse zerbrechen, mit fortschreitendem Alter kann dieses Drüsenorgan aber zunehmend störanfällig sein und zahlreiche Beschwerden verursachen. Die folgenden Informationen machen Sie mit der Prostata, einem der wichtigsten Bestandteile Ihrer »Männlichkeit«, bekannt: Aufbau und Funktion der Vorsteherdrüse, die wichtigsten und häufigsten Störungen sowie dadurch verursachte Probleme und Beschwerden. Die Medizin verfügt derzeit über zuverlässige Diagnoseinstrumente, um die Art der Störung zu erkennen, und über hochwirksame Behandlungsformen, mit der diese Störungen meist erfolgreich beseitigt werden. Sie können heute davon ausgehen, dass Ihr Prostataproblem mit großer Wahrscheinlichkeit gelöst werden kann.

Funktion

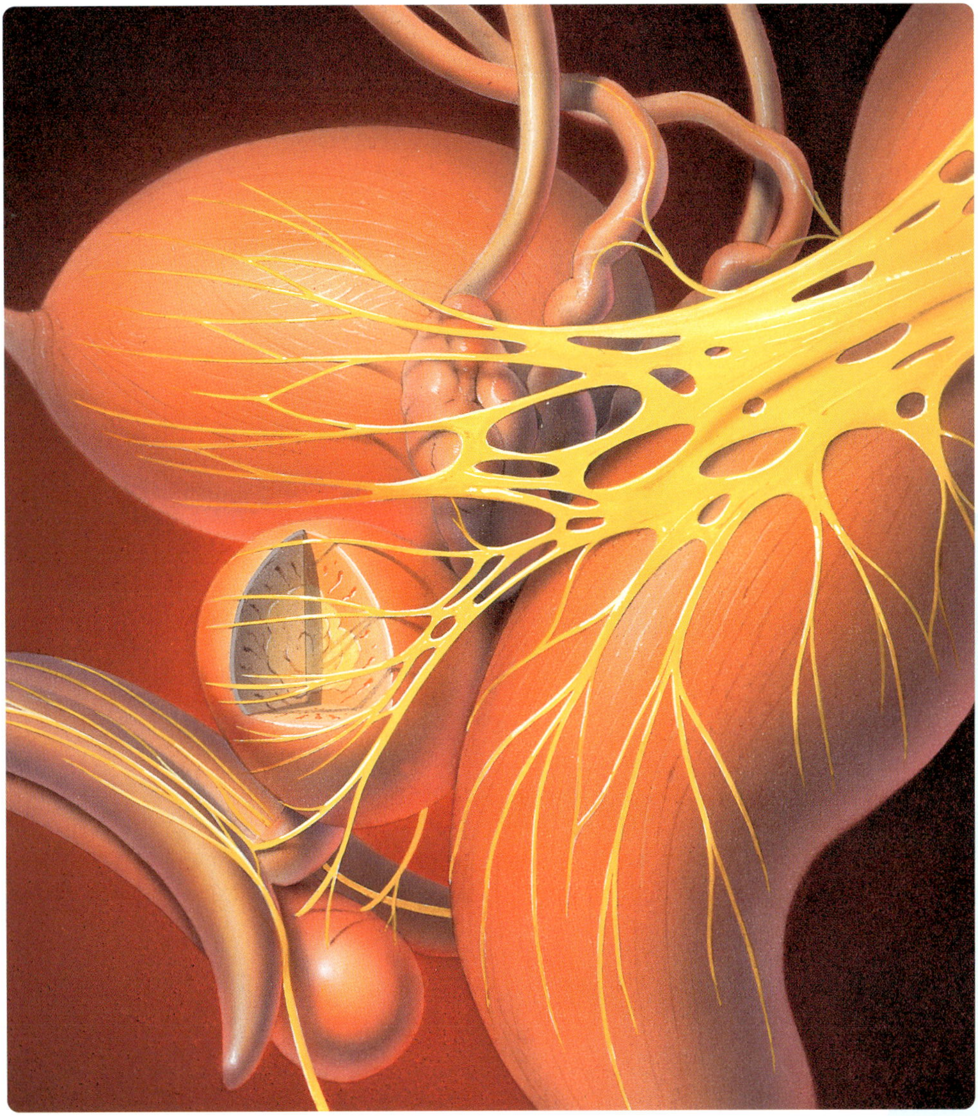

Wo liegt die Prostata?

In strategisch entscheidender Position liegt beim Mann eine eher unscheinbare Drüse: die Prostata, zu deutsch die Vorsteherdrüse. Die Prostata produziert die Samenflüssigkeit und ist der Knotenpunkt, an dem zwischen Harn- und Samenfluss umgeschaltet werden kann. An jedem Samenerguss (Ejakulation) ist die Prostata wie ein »Kompressor« der Lust für die Explosionen der männlichen Sexualität beteiligt. Die Vorsteherdrüse liegt direkt unter der Harnblase, zwischen Beckenboden, Harnblase, Enddarm und knöchernen Becken-

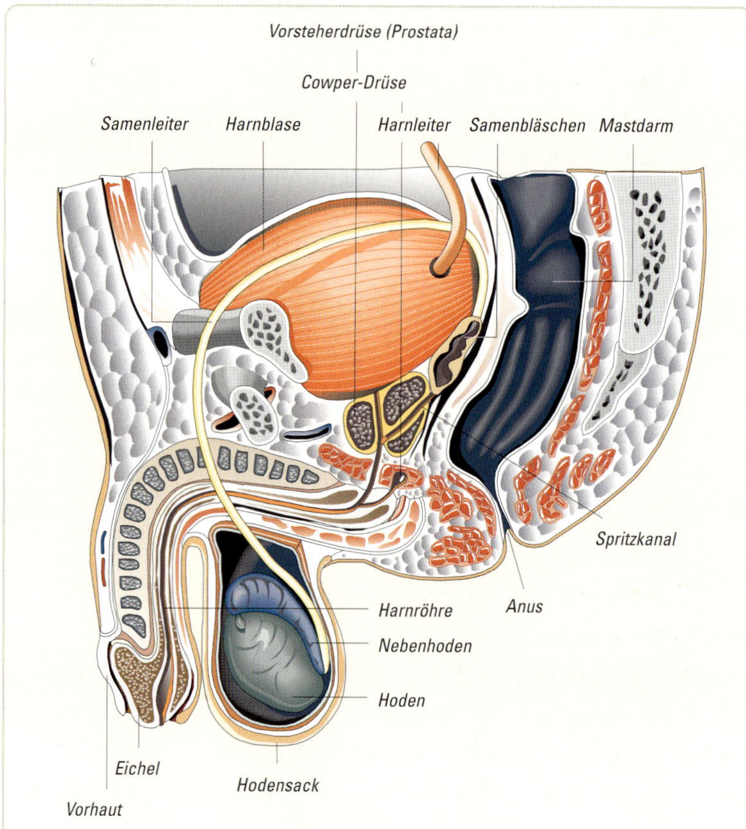

Die Prostata liegt direkt unter der Harnblase. Sie gehört mit den Hoden, Nebenhoden, Samenleitern und Samenbläschen zu den männlichen Geschlechtsorganen.

anteilen. Der aus dem Lateinischen kommende Begriff »Prostata« (prostare = vorstehen) bezieht sich demnach auf die Lage der Drüse, die bildlich gesprochen der Harnblase »vorsteht« und aus diesem Grund auf Deutsch Vorsteherdrüse genannt wird. Vergleichbar einer Frucht, deren Kerngehäuse entfernt wurde, umschließt die Prostata ringförmig die Harnröhre, die im weiteren Verlauf dann über den Penis Harn beziehungsweise Samenflüssigkeit nach außen leitet. Den Abschnitt der Harnröhre, der von der Vorsteherdrüse umschlossen wird, bezeichnet man im Fachjargon auch als »prostatische Harnröhre«.

Da die Rückseite der Prostata dicht an den Enddarm grenzt, kann sie vom tastenden Finger des Arztes vom After aus leicht erreicht werden. Diese Methode wird unter anderem zur »digitalen rektalen Untersuchung« der Drüse durch den Arzt – etwa im Rahmen einer Vorsorgeuntersuchung – angewandt.

Ein einfaches Ertasten der Prostata mit dem Finger über den Enddarm ist eine wichtige Untersuchung bei der Krebsvorsorge.

Wie groß ist die Prostata?

Die Prostata hat beim gesunden erwachsenen Mann etwa die Größe einer Kastanie, mit einem Gewicht von ungefähr 20 Gramm. Bei neugeborenen männlichen Kindern ist die Prostata kaum erbsengroß und reift dann unter dem Einfluss des männlichen Sexualhormons Testosteron mit dem Abschluss der Pubertät zur vollen Größe heran. Testosteron wird überwiegend in den Hoden gebildet, in geringerem Umfang aber auch in den Nebennieren.

Mit zunehmendem Alter kommt es dann meist ab dem 45. Lebensjahr zu einem erneuten (unerwünschten) Wachstum der Drüse. Da die Prostata in unmittelbarer Nähe zur Harnblase liegt, können bei einer Größenzunahme mitunter massive Beschwerden beim Wasserlassen auftreten: Die prostatische Harnröhre wird stark eingeengt oder sogar ganz verschlossen. Dann hilft als letztes Mittel häufig nur noch ein chirurgischer Eingriff.

Welchen Aufbau hat die Prostata?

Die Prostata enthält Muskel-, Drüsen- und Bindegewebe und ist von einer festen Bindegewebskapsel umschlossen, vergleichbar der Schale einer Kastanie. Darüber hinaus unterscheidet man einen inneren (zentralen) und äußeren (peripheren) Drüsenanteil. Im Drüsengewebe

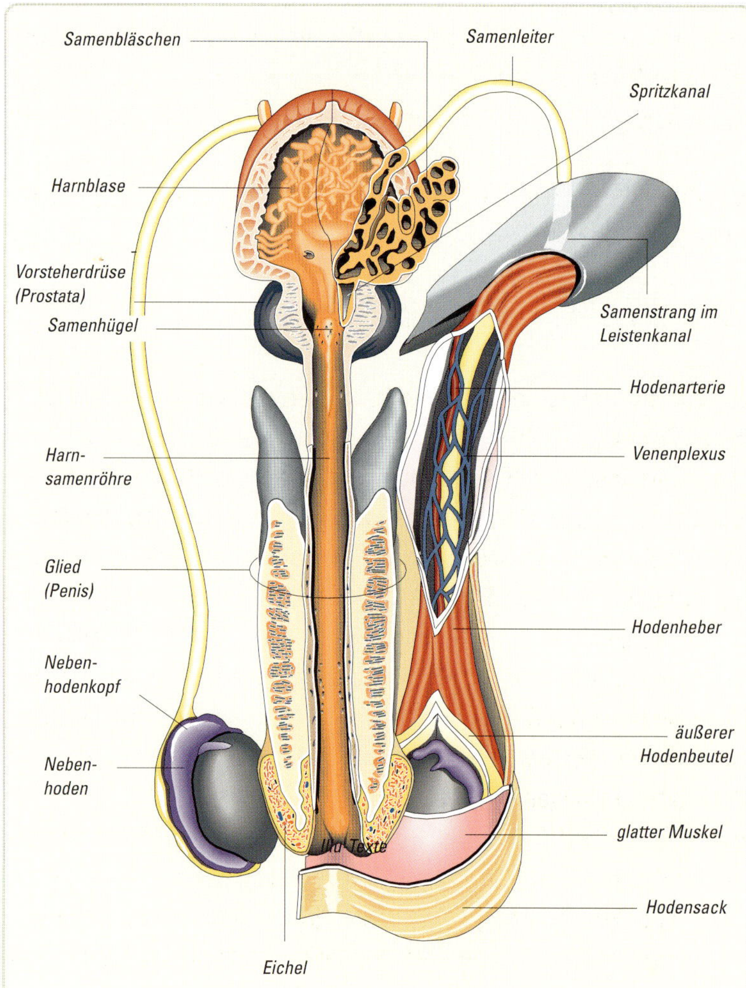

Das Drüsengewebe der Prostata wird von einer festen Bindegewebskapsel umschlossen. Die Harnröhre durchläuft direkt unter der Harnblase die Vorsteherdrüse. Eine Vergrößerung der Prostata kann die Harnröhre in diesem Bereich stark einengen und Probleme beim Wasserlassen verursachen.

wird das Prostatasekret, das mit dem Samen ausgestoßen wird, produziert. Die Muskelfasern der Vorsteherdrüse können nicht willkürlich gesteuert werden. Im Falle eines Samenergusses sorgen sie dafür, dass kein Urin aus der Harnblase in die Harnröhre gelangt und die Samenflüssigkeit durch Zusammenziehen (Kontraktion) des Drüsenkörpers mit Druck nach außen gelangen kann. Eine Vermischung von Samenflüssigkeit und Urin in der Blase ist aus diesem Grund normalerweise nicht möglich. Der innere Drüsenanteil kann sich mit fortschreitendem Lebensalter vergrößern. Es kommt dann zur gutartigen Prostatavergrößerung, die auch benigne Prostatahyperplasie oder kurz BPH genannt wird. Diese gutartige Gewebewucherung geschieht unter dem Einfluss von Testosteron. Der äußere Drüsenanteil ist eher für Krebserkrankungen anfällig.

Bei einer Ejakulation sorgt die Prostata dafür, dass Samenflüssigkeit nach außen transportiert wird und kein Urin aus der Harnblase in die Harnröhre gelangen kann.

Wie funktioniert die Prostata?

Die Prostata hat zwei Funktionen: die Produktion einer Flüssigkeit (eines Sekrets), die als Transportmittel für die Samenzellen dient, und den explosionsartig beschleunigten Ausstoß der Samenflüssigkeit. Samenzellen (Spermien), die im Hoden gebildet werden, benötigen Flüssigkeit, um auf dem weiten Weg bis zur Befruchtung einer Eizelle über den Harnleiter und den Penis am Leben und in Bewegung bleiben zu können. Die Spermien selbst gelangen aus den Nebenhoden, dem »Samenspeicher«, über die Samenleiter und Ampullen des Samenleiters und die Ausführungsöffnungen des Samengangs zum Samenhügel, der im prostatischen Teil des Harnleiters im Zentrum der Prostata-»Kastanie« liegt.

- Die Vorsteherdrüse bildet etwa einen Milliliter milchig-weißes, eiweißhaltiges und leicht saures Sekret (pH-Wert 6,5), was etwa einem Drittel der Menge des Samenergusses (Ejakulat) entspricht. Das Sekret enthält die Mineralstoffe Natrium, Kalium, Zink, Magnesium und Zitronensäure sowie Eiweißstoffe. Der wichtigste

Eiweißstoff ist das so genannte prostataspezifische Antigen (PSA), das zur Beurteilung insbesondere bösartiger Gewebeveränderungen große diagnostische Bedeutung besitzt.

Ein weiterer diagnostisch wichtiger Eiweißstoff im Prostatasekret ist die saure Phosphatase. Der Anteil von Eiweißstoffen beeinflusst darüber hinaus auch den Flüssigkeitsgrad des Ejakulats. Zusätzlich wird der Samen in der Prostata noch mit einer Nährflüssigkeit versorgt. Nur wenn diese Mischung der Samenflüssigkeit (Prostatasekret, Nährflüssigkeit, Spermien) »stimmt«, ist der Mann voll zeugungsfähig.

- Die zweite Funktion, die die Prostata neben der Produktion der Samenflüssigkeit (Sperma) hat, ist die Beschleunigung des Spermas. Dies erfolgt durch eine Zusammenziehung der gesamten Drüse, wobei gleichzeitig der Blasenschließmuskel geschlossen wird, damit das Sperma nur nach vorne über den Harnleiter im erigierten Penis ausgestoßen werden kann. Dies vollzieht sich im Augenblick des männlichen Orgasmus beim Samenerguss (Ejakulation).

Die Samenflüssigkeit besteht aus Prostatasekret, Nährflüssigkeit und Spermien. Nur wenn diese Mischung stimmt, ist der Mann voll zeugungsfähig.

DER LANGE WEG DES SPERMAS

Samenzellen (Spermien) werden in den Hoden, die außerhalb des Körpers im Hodensack liegen, produziert. Von den Hoden gelangen sie in die Nebenhoden, die als Spermienspeicher dienen. Bahnt sich ein Samenerguss an, werden die »zwischengelagerten« Samenzellen durch Muskelaktivität an den Samenleitern in die Harnröhre gepresst, wobei Nährflüssigkeit hinzugefügt wird. Beim Samenerguss kommt schließlich das Prostatasekret hinzu, das durch Zusammenziehung der Drüse ebenfalls in den Harnleiter gelangt. Das Sperma ist dann »reisefähig« und zeugungsfähig beziehungsweise für die Befruchtung der Eizelle im weiblichen Organismus optimal ausgestattet.

Wird die Prostata durch Geschlechtshormone beeinflusst?

Männliche Geschlechtshormone werden Androgene und weibliche Geschlechtshormone Östrogene genannt. Wenn ein Junge zum Mann wird, ist die Prostata unter dem Einfluss des männlichen Geschlechtshormons Testosteron, das in bestimmten Zellen (den so genannten Leydig-Zellen) der Hoden gebildet wird, zu ihrer endgültigen Größe angewachsen. Für dieses Prostatawachstum sind Testosteron, das Enzym 5-Alpha-Reduktase und das unter dessen Einwirkung entstehende Testosteron-Abbauprodukt Dihydrotestosteron (DHT) von größter Bedeutung. DHT ist das eigentlich wirksame Hormonprodukt, durch das die Prostataentwicklung bis zum Ende der Pubertät vorangetrieben wird. Die Prostata selbst stellt also keine Hormone her.

Das Testosteron-Produkt Dihydrotestosteron (DHT) beeinflusst maßgeblich die Entwicklung der Prostata, die selbst keine Hormone produzieren kann.

Wissenschaftliche Erkenntnisse über die Rolle von Testosteron beziehungsweise DHT führten zu neuen Behandlungsmöglichkeiten der gutartigen Prostatavergrößerung (BPH) im Alter sowie zur Therapie von Prostatakrebserkrankungen. Man weiß heute, dass das Wachstum von Prostatakrebszellen auf eine gewisse Menge Testosteron angewiesen ist. Männer produzieren darüber hinaus auch weibliches Geschlechtshormon (Östrogen), allerdings nur in sehr geringem Umfang.

Fehlen die männlichen Keimdrüsen, etwa durch eine Fehlentwicklung oder Kastration bedingt, steht dem Körper auch das männliche Geschlechtshormon Testosteron nicht zur Verfügung. Die Geschlechtsorgane selbst und auch die sekundären Geschlechtsmerkmale (Bartwuchs, Stimmlage) können sich dann nur unvollständig entwickeln. Darüber hinaus kommt es durch den Mangel an Testosteron zu einem verminderten Muskelaufbau, einer reduzierten muskulären Leistungsfähigkeit und einer Verteilung des Fettgewebes wie bei Frauen.

Die häufigsten erkrankungen

Die Vorsteherdrüse ist sowohl Teilstück der Harnwege als auch ein unter Hormonwirkungen stehendes Sexualorgan. Störungen einzelner oder mehrerer Prostatafunktionen können Probleme, Beschwerden oder Erkrankungen verursachen.

Zu den häufigsten zählen:

- Akute oder chronische Prostataentzündung: Vor allem jüngere Männer leiden unter Prostataentzündungen.
- Prostatopathie: eine Prostataerkrankung ohne nachweisbare Organveränderung.
- Gutartige (benigne) Prostatahyperplasie : Fast drei Viertel aller über 70-jährigen Männer sind davon betroffen.
- Krebserkrankung der Prostata (Prostatakarzinom): Das Prostatakarzinom kommt bei Männern unter 45 Jahren nur selten vor.

Prostata-

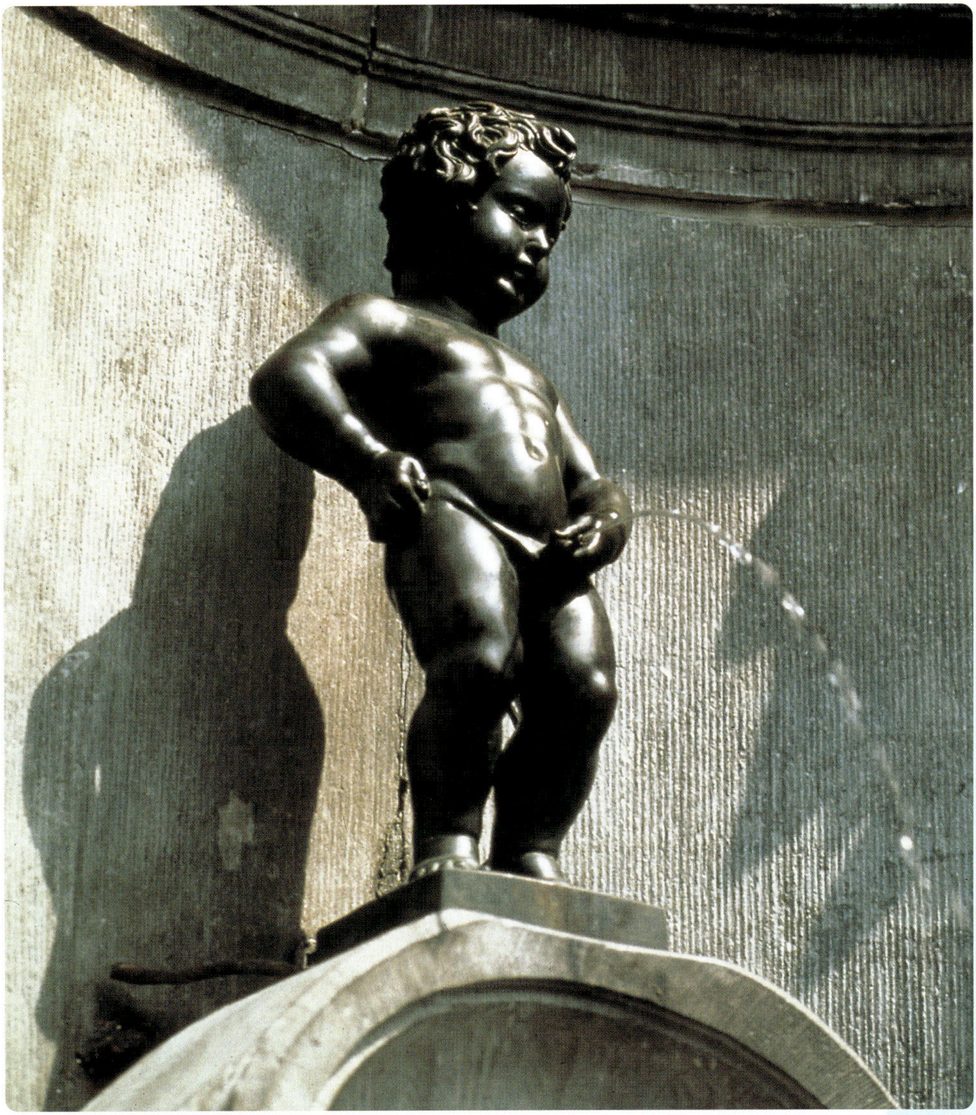

Entzündung der Prostata

Die Anzeichen einer Prostataentzündung können sehr beunruhigend wirken. Die Schreckgespenster Krebs und Impotenz tauchen vor dem inneren Auge auf und die Männlichkeit scheint ernsthaft bedroht – diese Befürchtungen sind in der Regel unbegründet.

Welche Beschwerden werden durch eine Prostataentzündung verursacht?

Die Beschwerden der Prostataentzündung sind sehr uneinheitlich (diffus) und ähneln denen einer Harnröhrenentzündung. Die häufigsten Krankheitszeichen einer Prostataentzündung (Prostatitis) sind:

Die Beschwerden bei Prostataentzündung sind diffus. Suchen Sie einen Arzt auf.

- Ein wässriger Ausfluss aus der Harnröhre, vor allem morgens
- Eine gelblich-bräunliche Verfärbung der Unterwäsche
- Juckreiz am Penis
- Kälteempfindung im Unterleib
- Missempfindungen beim Wasserlassen
- Druckgefühle am Damm, im Unterbauch oder im Enddarm
- Gelegentliche Hodenschmerzen

Bei akuter Prostataentzündung können darüber hinaus ein starker Harndrang, Harnentleerungsstörungen, Schmerzen im Unterbauch bei der Harnentleerung sowie hohes Fieber und Schüttelfrost vorkommen. Solche Beschwerden können bei sowohl durch Bakterien, etwa Colibakterien oder Salmonellen, als auch durch nichtbakterielle Erreger (Viren, Pilze) verursachten Prostataentzündungen auftreten.

Ursachen für eine Prostataentzündung

An Prostataentzündungen leiden meist sexuell aktive Männer der Altersgruppe zwischen 20 und 40 Jahren. Die Entzündungserscheinungen gehen meist auf eine bakterielle Infektion zurück:

- Die Erreger gelangen in der Regel von außen über die Harnröhre bis zur Prostata und verursachen dort eine Entzündung. Unzureichende Hygiene oder auch Geschlechtsverkehr können eine bakterielle Infektion mit Entzündungserscheinungen begünstigen.

- Gelegentlich gelangen Keime, die sich in der Harnblase oder den Nieren befinden, von den inneren Harnwegen aus zur Prostata und infizieren sie.
- Auch von anderen Infektionsherden im Körper, etwa einer infektiösen Rachenmandelentzündung, können Erreger über das Blut die Prostata erreichen und eine Entzündung auslösen.
- Darüber hinaus verursachen auch nichtbakterielle Erreger wie Viren, Chlamydien, Mykoplasmen, Trichomonaden, Gardnerellen, Pilze oder Würmer Prostataentzündungen. Solche Erreger werden meist durch sexuelle Aktivität übertragen.
- Eine Prostataentzündung kann auch als Begleiterscheinung von Geschlechtskrankheiten wie Syphilis oder Gonorrhö auftreten.
- In selteneren Fällen beruht die Prostataentzündung auf Infektionen durch den Tuberkulose-Erreger Mycobacterium tuberculosis, durch den meist die Lungen betroffen sind, der aber auch andere Organe, wie die Nieren, Nebenhoden und die Prostata, befallen kann.

Entzündliche Erkrankungen der Prostata können in der Regel gut behandelt werden. Wichtig ist, dass die Ursache frühzeitig festgestellt wird, um Komplikationen zu vermeiden.

PROSTATITIS – AUCH SACHE DES PARTNERS!

Wenn Sie den Verdacht haben, dass Sie an einer Prostataentzündung erkrankt sind, sollten Sie in jedem Fall mit Ihrer Partnerin oder Ihrem Partner darüber sprechen! Bei vorliegenden Infektionen sollten sich beide Sexualpartner ärztlich behandeln lassen, um erneuten Infektionen vorzubeugen.

Die akute Prostataentzündung

Die akute Prostatitis ist in den meisten Fällen ein sehr schmerzhaftes, plötzlich auftretendes Ereignis. Sie kann gelegentlich auch in Verbindung mit Fieber und Schüttelfrost vorkommen. Häufig lässt sich eine Unterkühlung des Unterleibs einige Tage vor der Erkrankung nachweisen. Das Sitzen auf einer kalten Unterlage gilt als eine der Hauptursachen für eine Prostataentzündung. Wenn die akute Prostataentzündung nicht rechtzeitig erkannt und behandelt wird, können ernsthafte Komplikationen auftreten:

- In der Prostata können sich Eiterherde oder sehr schmerzhafte Prostataabszesse bilden. Der Krankheitsprozess kann sich auf benachbarte Organe wie den Enddarm oder den Harntrakt ausbreiten – oder die Bakterien gelangen in die Blutbahn und infizieren auf diesem Weg andere Organe.
- Die Entzündung kann Teile der Geschlechtsorgane, wie Samenbläschen, Samenleiter und Nebenhoden, erfassen und Potenzstörungen verursachen.

Die chronische Prostataentzündung

Die chronische Prostatitis führt in der Regel nur zu gering ausgeprägten Beschwerden wie Unwohlsein oder Antriebsschwäche und bleibt in vielen Fällen unbemerkt.

Eine akute Prostatitis kann in eine chronische Prostatitis übergehen oder auch mit einer gutartigen Prostatavergrößerung verbunden sein. Häufig sind keine Erreger der Prostataentzündung nachweisbar.

Die nachfolgend aufgeführten Ursachen kommen für eine chronische Prostataentzündung in Frage:

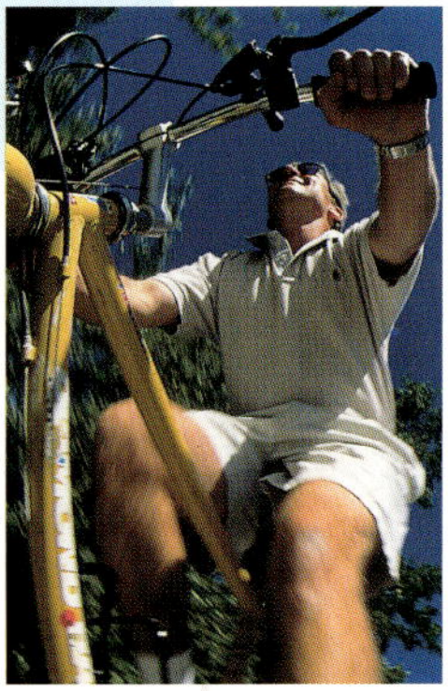

Andauernde mechanische Reizung, etwa durch Fahrradfahren, kann eine chronische Prostataentzündung begünstigen.

- Sekretstauungen in den Kanälchen der Vorsteherdrüse können zur chronischen Prostataentzündung führen.
- Auf andauernde mechanische Reizungen, etwa durch Fahrradfahren oder langes Sitzen – im Büro, im Auto, auf einem kühlen Balkon und im Biergarten –, kann die Prostata mit entzündlichen Krankheitserscheinungen reagieren.
- Sexuelle Überaktivität, auch ständiger Analverkehr sowie mangelhafte Sexualhygiene erhöhen das Infektions- und Entzündungsrisiko für die Vorsteherdrüse.

Prostatopathie: Beschwerden unbekannter Ursache

Die so genannte Prostatopathie führt zu ähnlichen Beschwerden wie die Prostatitis – mit dem Unterschied, dass keine Erreger, etwa Bakterien, im Prostatasekret nachweisbar sind. Aus diesem Grund geht man davon aus, dass es sich um eine psychosomatische Erkrankung handelt – das heißt, die körperlichen Beschwerden werden auf psychische Ursachen zurückgeführt. Die Diagnose Prostatopathie wird deshalb erst dann gestellt, wenn körperlich bedingte Störungen durch Untersuchungen ausgeschlossen wurden. Häufig sind sexuell aktive Männer im Alter von 20 bis 40 Jahren, die zu Ängstlichkeit neigen, betroffen. Erfolgreiche Gegenmaßnahmen umfassen Therapien, die helfen, Ängste und Verkrampfungen abzubauen und das Gleichgewicht vegetativer Nervenaktivität zu stabilisieren: Änderungen des Lebensstils, Stressabbau, Psychotherapie, Entspannungsmaßnahmen, Bädertherapie, Regulierung des Stuhlgangs, durchblutungsfördernde pflanzliche Mittel und entkrampfende Arzneimittel können zur Behandlung eingesetzt werden.

Expertentipp ★

Prostatopathie – harmlos und lästig! Männer mit Prostatopathie sollten sich davon überzeugen lassen, dass ihr Leiden harmlos ist und dass sie nicht an Krebs erkrankt sind. Antibiotika sind als Therapiemaßnahme sinnlos! Suchen Sie sich einen Arzt Ihres Vertrauens.

Probleme durch gutartige Prostatavergrößerung (BPH)

Die gutartige Prostatavergrößerung wird abgekürzt als BPH (= benigne Prostatahyperplasie) bezeichnet. Weitere Namen für diese Form der Prostataerkrankung sind gutartige Prostatahypertrophie, Prostataadenom oder »Altersprostata«. Die BPH kann bei Männern bereits ab dem 40. bis 50. Lebensjahr auftreten. Schätzungsweise etwa die Hälfte aller Männer, die älter als 50 Jahre sind, sowie mehr als drei Viertel aller Männer, die über 70 Jahre alt sind, leiden an einer gutartigen Prostatavergrößerung. Warum nicht alle Männer mit zunehmendem Alter daran erkranken, ist bislang unklar.

Welche Beschwerden weisen auf eine gutartige Prostatavergrößerung hin?

Da die Prostatavergrößerung nur sehr langsam fortschreitet, beginnen die Beschwerden meist auch sehr langsam und schleichend. Die häufigsten BPH-Beschwerden werden dadurch verursacht, dass der prostatische Anteil der Harnröhre direkt unter der Blasenöffnung mehr und mehr eingeengt wird. Folgende Beschwerden sind typisch und können auf eine BPH hinweisen:

- Häufiger Harndrang, vor allem nachts
- Verzögert einsetzender Harnstrahl (»Startschwierigkeiten«)
- Zunehmend verlangsamtes Wasserlassen
- Starker Harndrang, gleichzeitig Abgang nur geringer Harnmengen
- Nachtröpfeln von Harn nach dem Wasserlassen
- Gefühl unvollständiger Harnblasenentleerung (Restharngefühl)
- Schmerzen, Brennen und Ziehen beim Wasserlassen
- Blut im Urin

Diese Beschwerden können einzeln oder kombiniert auftreten, wobei sie je nach Schwere der Erkrankung unterschiedlich stark belastend sind. Treten die Beschwerden häufiger oder andauernd auf oder verschlechtern sie sich sogar, ist ein Arztbesuch dringend zu empfehlen.

Eine Vergrößerung der Prostata kann sich durch Beschwerden beim Wasserlassen äußern. Mit Hilfe des Prostata-Symptom-Score ist es dem Arzt möglich, die Schwere der Erkrankung festzustellen und entsprechende Behandlungsmöglichkeiten in Betracht zu ziehen.

Beschwerden bei gutartiger Prostatavergrößerung – behandeln oder nicht?

Eine Vergrößerung der Prostata entwickelt sich sehr langsam. Typische Beschwerden beim Wasserlassen, die auf die zunehmende Einengung der Harnröhre zurückzuführen sind, treten deshalb in der Regel ebenfalls sehr langsam und kaum merklich ein. Um die Beurteilung des Schweregrads der Prostatabeschwerden zu vereinfachen und zu vereinheitlichen, wurde 1993 unter der Schirmherrschaft der Weltgesundheitsorganisation (WHO) ein internationaler Prostata-Symptom-Score (IPSS) eingeführt. Die Beschwerden des betroffenen Mannes werden in einem Fragebogen mit Punktwerten eingeschätzt. Nach der Auswertung erhalten Sie wichtige Informationen darüber, ob eine behandlungsbedürftige Prostataerkrankung vorliegen könnte oder ob eine bestimmte Behandlung der Erkrankung erfolgreich war (Test siehe Service Seite 104).

Stadien der gutartigen Prostatavergrößerung

Urologen unterscheiden entsprechend den vorliegenden Beschwerden drei Stadien der gutartigen Prostatavergrößerung:

- Stadium I: Symptomatisches Stadium: Beschwerden beim Wasserlassen, aber keine Restharnbildung in der Blase: häufige Harnblasenentleerung, erhöhter Harndrang, nächtliches Wasserlassen (Nykturie), »Startschwierigkeiten« und schwacher Harnstrahl.
- Stadium II: Beginnende Blasenentleerungsstörungen mit Restharnbildung.
- Stadium III: Große Restharnmengen mit möglichem Harnrückstau in beide Nieren (Harnverhalt, Überlaufblase, Stauungsnieren).

Die Frage, weshalb manche Männer an einer BPH erkranken und andere nicht, ist noch nicht hinlänglich geklärt. Es scheint jedoch gesichert, dass das männliche Geschlechtshormon eine entscheidende Rolle dabei spielt.

Ursachen der gutartigen Prostatavergrößerung

Verbindliche Antworten auf die Frage, wie die gutartige Prostatavergrößerung entsteht, gibt es derzeit nicht. Fest steht, dass alle Männer altern – aber nicht alle Männer erkranken mit zunehmendem Alter an einer BPH. Man weiß jedoch, dass männliches Geschlechtshormon für das Wachstum von Prostatagewebe im Alter eine wichtige Rolle spielt. Das gutartige Gewebewachstum betrifft nicht die gesamte Drüse, sondern bevorzugt Drüsengewebe in unmittelbarer Nähe des prostatischen Anteils der Harnröhre, also das Drüseninnere. Aus diesem Grund stehen bei BPH Beschwerden beim Wasserlassen im Vordergrund. Vergrößert sich die Vorsteherdrüse, kann die Prostata meist auch bei der Fingeruntersuchung im Enddarm getastet werden. Wenn man auf den Vergleich der Prostata mit einer Frucht zurückgreift, so würde der gutartigen Prostatavergrößerung eine langsame Vergrößerung des Kerngehäuses entsprechen.

WECHSELJAHRE DES MANNES?

Eine Theorie der BPH-Entstehung geht davon aus, dass sich etwa ab dem 45. Lebensjahr das Gleichgewicht von männlichen und weiblichen Geschlechtshormonen im männlichen Organismus verändert: Die Produktion des männlichen Geschlechtshormons Testosteron nimmt leicht ab und weibliches Geschlechtshormon gewinnt größeren Einfluss. Andere Forscher glauben, dass die Umwandlung von Testosteron in Dihydrotestosteron in der Prostata für eine BPH verantwortlich ist. Beide Theorien sind bislang unbewiesen.

Bei häufigem, plötzlichem und starkem Harndrang ist die BPH meist schon weiter fortgeschritten und ein Besuch beim Urologen dringend zu empfehlen.

Komplikationen der gutartigen Prostatavergrößerung

Die meisten Komplikationen und Probleme durch eine gutartige Prostatavergrößerung beziehen sich auf die Störung der Harnentleerung beziehungsweise Störungen der Funktion der Harnblase und der ableitenden Harnwege; es können aber auch Störungen der Sexualfunktion auftreten.

- Ist die BPH gering ausgeprägt, kommt es gelegentlich zu Störungen beim Wasserlassen oder zu nächtlichen Erektionen. Das Hauptproblem ist die bei zunehmendem Druck erschwerte Entleerung der Harnblase. Dies führt zu einer Verdickung der Harnblasenmuskulatur und vor allem zur Restharnbildung. Die Blase kann dann nicht mehr vollständig entleert werden.
- Entwickelt sich die BPH weiter, kann vollständiger Harnverhalt entstehen. Der Harn staut sich im Extremfall bis zu den Nieren, wobei die Nieren dann stärker infektionsgefährdet sind. Häufiger, plötzlicher und starker Harndrang kennzeichnet dieses BPH-Stadium.
- Bleibt die BPH unbehandelt, kann die stark verdickte Harnblase nicht mehr richtig Harn entleeren, da die Schließmuskelfunktion im Lauf der Zeit verloren gegangen ist. In diesem Fall kann sich eine Harninkontinenz mit unwillkürlichem Urinabgang entwickeln, da

der innere und äußere Schließmuskel der Harnwege dem großen Druck der gefüllten Blase nicht mehr standhalten. Urin tropft kontinuierlich aus der Harnröhre (Überlaufinkontinenz). Staut sich der Harn in der Harnblase über längere Zeit, droht darüber hinaus eine Nierenentzündung oder eine Harnvergiftung, da Abbauprodukte und Giftstoffe nicht mehr aus dem Körper ausgeschieden werden.

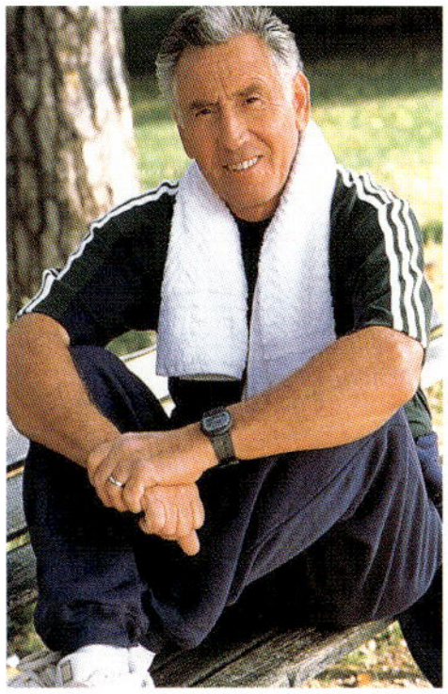

Bei jedem zweiten Mann über 60 Jahren beginnt die Prostata, sich zu vergrößern.

Prostatakrebs: die schleichende Gefahr

Bösartige Veränderungen von Prostatagewebe sind weitaus seltener als die gutartige Prostatavergrößerung. Dennoch ist Prostatakrebs (Prostatakarzinom) mittlerweile die zweithäufigste Krebserkrankung bei Männern. Im Gegensatz zur BPH vergrößert sich dabei nicht das Drüsengewebe in der Nähe der Harnröhre, sondern Prostatagewebe in Randbezirken der Drüse.

Welche Beschwerden weisen auf Prostatakrebs hin?

Es gibt keine Warnsignale für Prostatakrebs im Frühstadium! Da sich Prostatakrebs sehr langsam entwickelt und im Frühstadium kaum Beschwerden verursacht, wird das Krebswachstum meist erst spät erkannt – um so wichtiger ist es deshalb für Männer, ab dem 45. Lebensjahr regelmäßig an Krebsvorsorgeuntersuchungen teilzunehmen. Treten Beschwerden beim Wasserlassen, wie erschwertes oder verzögertes Wasserlassen, häufiger Harndrang oder Harnverhalt auf, ist das Prostatakarzinom häufig schon weit fortgeschritten, wenn nicht eine gutartige Prostatavergrößerung die Ursache der Beschwerden war. Auch Rückenschmerzen, Blut im Urin oder im Sperma können auf eine schon weiter fortgeschrittene Krebserkrankung hindeuten. Hier die gute Nachricht: Wenn Sie an Prostatabeschwerden leiden und unter 50 Jahre alt sind, können Sie mit großer Wahrscheinlichkeit davon ausgehen, dass Sie nicht an einem Prostatakarzinom erkrankt sind.

Wenn bei Männern unter 50 Jahren durch die Prostata verursachte Beschwerden auftreten, ist es sehr wahrscheinlich, dass es sich nicht um Prostatakrebs handelt, da Prostatakrebs in der Regel eine Erkrankung im höheren Lebensalter ist.

Wer ist am häufigsten von Prostatakrebs betroffen?

Das Prostatakarzinom ist eine Erkrankung des höheren Lebensalters. In der Regel tritt bösartiges Wachstum der Prostata jenseits des 50. Lebensjahres, am häufigsten nach dem 65. Lebensjahr auf. Expertenschätzungen zufolge ist bei jedem zweiten Mann über 70 Jahren entartetes Prostatagewebe nachweisbar. Da sich Prostatakrebs nur sehr langsam entwickelt und in höherem Lebensalter vorkommt, sterben Betroffene häufig aufgrund anderer Ursachen, bevor durch Prostatakrebs bedingte Beschwerden auftreten. Wenn Prostatakrebs vor oder kurze Zeit nach dem 50. Lebensjahr entdeckt wird, liegt meist eine schnell wachsende Krebsform vor, die dringend behandelt werden muss. In Europa wird Prostatakrebs am häufigsten in Schweden und am seltensten in England und Dänemark beobachtet – Deutschland nimmt bezüglich der Prostatakrebshäufigkeit eine Mittelstellung ein. Schätzungen von Experten rechnen mit 20.000 bis 25.000 neu entdeckten Prostatakrebsfällen pro Jahr.

Es gibt keine Warnsignale für Prostatakrebs im Frühstadium! – Die beste Vorsichtsmaßnahme ist die regelmäßige Krebsvorsorgeuntersuchung nach dem 45. Lebensjahr.

HOHES RISIKO FÜR PROSTATAKREBS BEI SCHWARZAMERIKANERN

Am häufigsten wurde das Prostatakarzinom in der schwarzen Bevölkerung der USA nachgewiesen – und am seltensten bei indischen und chinesischen Männern.

Ursachen von Prostatakrebs

Vergleicht man die Prostata ein weiteres Mal mit einer Frucht, so entspricht Prostatakrebs Veränderungen und Wucherungen an der »Schale« dieser Frucht. Die Ursachen für Prostatakrebs konnten bislang nicht zweifelsfrei geklärt werden. Warum sich eine normale Prostatagewebszelle in eine Krebszelle verwandelt, ist unbekannt. Es gibt jedoch Anhaltspunkte, dass bestimmte Faktoren das Risiko für Prostatakrebs erhöhen können:

- Erbfaktoren: Männliche Verwandte von Prostatakarzinompatienten weisen ein erhöhtes Krebsrisiko auf. Veränderungen des vor kurzem identifizierten Gens HPC-1, das auf dem langen Arm eines menschlichen Chromosoms entdeckt wurde, könnten für mindestens ein Drittel der erblichen Prostatakarzinome verantwortlich sein.
- Ernährungs- und Umweltfaktoren: Wenn Inder und Chinesen – mit einem bekanntermaßen geringen Prostatakrebsrisiko – in die USA einwandern und sich an den dortigen Lebensstil anpassen, steigt auch ihr Prostatakrebsrisiko an. Dies ergaben wissenschaftliche Untersuchungen. Warum schwarze US-Amerikaner ein höheres Prostatakrebsrisiko aufweisen als weißhäutige Amerikaner, konnte jedoch bisher nicht erklärt werden. Beispielsweise gilt eine fettreiche Ernährung als krebsfördernd – auch die zunehmende umweltbedingte Schwermetallbelastung, etwa mit Kadmium, könnte für die Entwicklung von Prostatakrebs eine Rolle spielen.
- Hormonfaktoren: Da ein Prostatakarzinom nur bei geschlechtsreifen Männern beobachtet wird, geht man davon aus, dass auch das männliche Geschlechtshormon Testosteron für die Entartung von Prostatagewebszellen von Bedeutung ist. Aber nicht alle geschlechtsreifen Männer erkranken an Prostatakrebs!
- Genussgiftfaktoren: Als allgemeine Prostatakrebsrisikofaktoren werden darüber hinaus Rauchen sowie übermäßiger Alkohol- und Kaffeekonsum genannt.

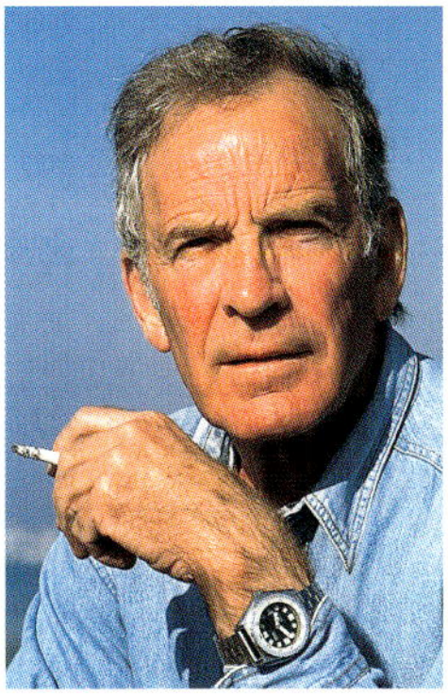

Rauchen zählt zu den Risikofaktoren für das Prostatakarzinom.

Wie entwickelt sich Prostatakrebs?

Prostatakrebswachstum beginnt in den äußeren Drüsenanteilen (»Prostataschale«), häufig in dem Bereich, der dem Enddarm anliegt. Schreitet die Krebserkrankung weiter fort, werden zunehmend auch die inneren Drüsenanteile von dem bösartigen Wachstum erfasst. Harnblasen- und Samenblasengewebe kann dann durch die Krebswucherung geschädigt werden. Darüber hinaus steigt das Risiko einer Verbreitung bösartiger Krebszellen im Körper dadurch an, dass

Krebszellen in das Lymphsystem gelangen. Solche Zellen können sich in den Lymphknoten, nahe der Leistenregion links und rechts neben der Prostata im Becken, ansammeln. Darüber hinaus gelangen Krebszellen häufig noch vor einem Befall des Lymphsystems in die Blutbahn. Die Gefahr krebsiger Tochtergeschwülste (Metastasen) ist dann im Körper stark erhöht. Da enge Verbindungen zwischen Prostatavenen und Venen des unteren Wirbelsäulenabschnitts bestehen, ist deshalb bei fortgeschrittenem Prostatakarzinom besonders das knöcherne Skelett des Beckens und der Wirbelsäule durch Krebsgeschwülste gefährdet. Bei noch weiter fortgeschrittenem Prostatakarzinom werden die Oberschenkel- und Brustkorbknochen sowie die Lungen, die Leber und die Kopfregion befallen.

Sex und Prostata: Ob Sie in Ihrem Leben häufig oder selten Sex hatten und haben, spielt keine Rolle für das Risiko, sowohl an gutartigen als auch bösartigen Prostataveränderungen zu erkranken.

Man unterscheidet entsprechend der Schwere des Krebsbefalls vier Stadien von Prostatakrebs:

- Stadium T1: Das Prostatakrebsgeschwulst liegt klein und lokal begrenzt am Rand der Drüse.
- Stadium T2: Das Prostatakrebsgeschwulst liegt noch innerhalb der Drüsenkapsel, ist jedoch so weit vergrößert, dass Beschwerden verursacht werden.
- Stadium T3: Das Prostatakrebsgeschwulst hat sich über die Drüsenkapsel hinaus ausgebreitet und Gewebe der unmittelbaren Umgebung angegriffen.
- Stadium T4: Die Prostata und Nachbarorgane sind von Krebswucherungen befallen, darüber hinaus sind Tochtergeschwülste (Metastasen) im Körper nachweisbar.

Diese sogenannte TNM-Klassifikation berücksichtigt Tumorwachstum (T), Lymphknotenbefall (N) und Tochtergeschwülste (M). Im englischsprachigen Raum wird häufig auch die so genannte Whitmore-Klassifikation benutzt, welche die vier Prostatakarzinom-Stadien A, B, C und D unterscheidet.

WICHTIG: DIE PROSTATAKREBS-FRÜHDIAGNOSE!

Bei etwa 9 von 10 Prostatakrebspatienten sind zum Zeitpunkt der Diagnose bereits die Lymphknoten befallen oder sogar Fernmetastasen nachweisbar – ein Zeichen dafür, dass die Krebserkrankung bereits weit fortgeschritten ist. Nutzen Sie unbedingt die Krebsvorsorgeuntersuchungen!

Formen von Prostatakrebs

Das Prostatakarzinom kann in verschiedenen Formen auftreten. Entsprechend dem vorliegenden Krebszelltyp gibt es unterschiedlich aggressive Krebsformen.

Die Fingeruntersuchung im Enddarm ist wichtiger Bestandteil der Prostatakrebs-Vorsorgeuntersuchung.

- Das manifeste Prostatakarzinom
  Es wird in der Regel durch die Fingeruntersuchung im Enddarm, bei einer Gewebeentnahme (Biopsie) oder bei Prostataoperationen (transurethrale Resektion, Schnittoperation) entdeckt.
- Das Zufallskarzinom (inzidentes Karzinom)
  Es wird nicht durch die Fingeruntersuchung, sondern nur bei Prostataoperationen (transurethrale Resektion, Schnittoperation) mit nachfolgender Gewebeentnahme (Biopsie) entdeckt. Jedes zehnte Prostatakarzinom ist ein Zufallsbefund.
- Das okkulte Prostatakarzinom
  Es bleibt so lange unerkannt, bis es nach Absiedelung von Tochtergeschwülsten (Metastasen) im Körper auffällt.
- Das latente Prostatakarzinom
  Es wird erst bei der Öffnung des Körpers nach dem Tod (Obduktion) entdeckt und hatte zu Lebzeiten keine Beschwerden verursacht.

Darüber hinaus kann die vorliegende Krebsform unterschiedliche Aggressivität aufweisen: Man unterscheidet gut differenzierte Krebszelltypen (G1) und aggressive, gering differenzierte Krebszelltypen (G3), was bei der Behandlung von Prostatakrebs berücksichtigt wird.

Prostataprobleme die medizinische Diagnostik

Wenn sich Beschwerden einstellen, die auf Prostataprobleme hindeuten, und die Lebensqualität stärker beeinträchtigt ist, könnte ein Besuch beim Urologen sinnvoll sein. Urologen haben in der Regel mit der Diagnose und Therapie von Prostataleiden viel Erfahrung. Zahlreiche aussagekräftige Diagnoseverfahren stehen zur Verfügung, die von der einfachen Befragung des Patienten (Anamnese) bis hin zu hochtechnisierten Verfahren reichen. Normalerweise ist die Prostatadiagnostik nur gering belastend, sogar eine Gewebeentnahme (Biopsie) vom Enddarm ist meist schmerzlos. In Zweifelsfällen können jedoch auch stärker belastende Untersuchungen wie eine Blasenspiegelung erforderlich sein. Wichtig ist in jedem Fall, sich zu überwinden und zum Arzt zu gehen: Eine frühzeitige Diagnose verbessert die Chance einer erfolgreichen Behandlung.

im Fadenkreuz:

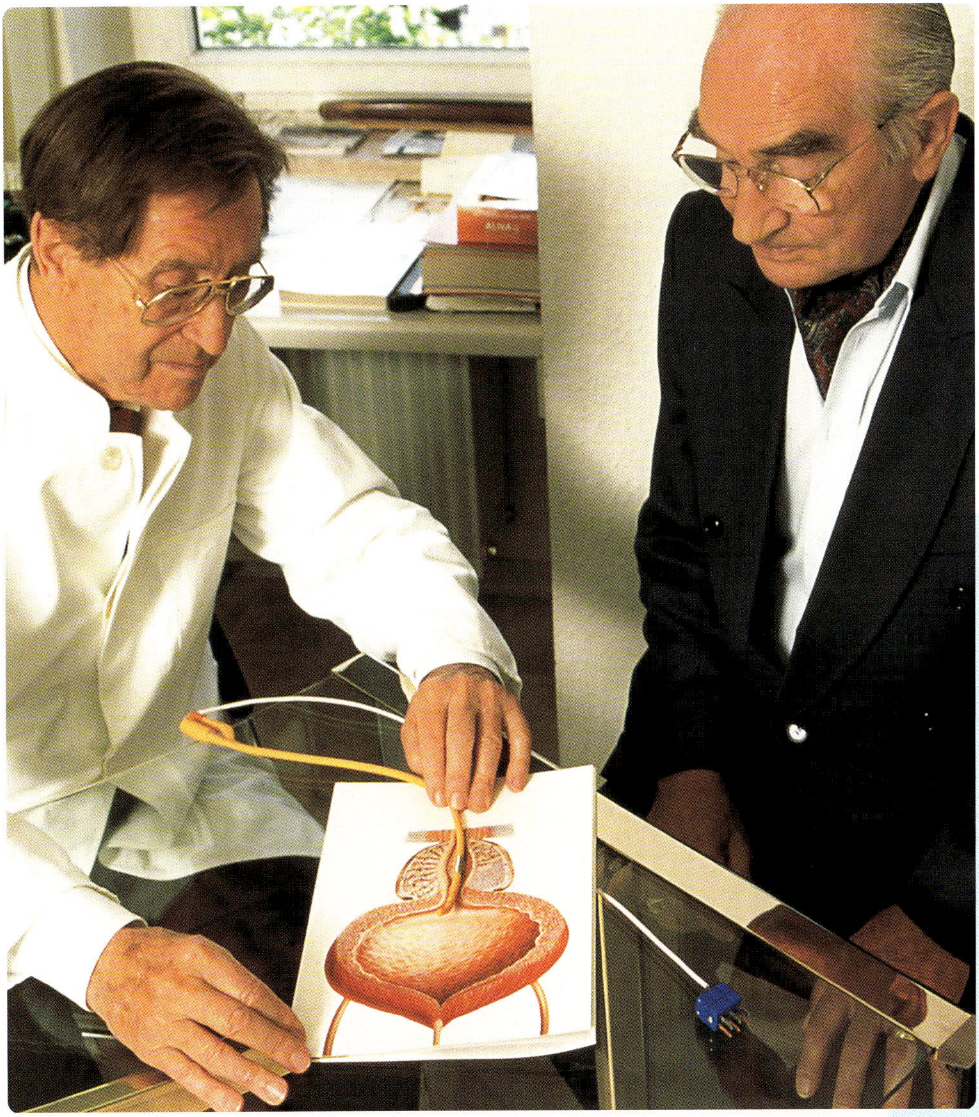

HÄUFIGE UROLOGISCHE UNTERSUCHUNGS-VERFAHREN

- *Klinische Untersuchung (Anamnese, Inspektion, Tastbefund)*
- *Untersuchung des Urins im Labor*
- *Untersuchung des Blutes im Labor (PSA, saure Phosphatase)*
- *Ultraschall-Untersuchung (Sonographie)*
- *Röntgen-Untersuchung (Ausscheidungs-Urographie, Urethro-zystographie)*
- *Computertomographie (CT)*
- *Szintigraphie (Skelettszintigraphie)*
- *Kernspinresonanztomographie (NMR)*
- *Harnblasenspiegelung (Endoskopie)*
- *Untersuchung der Harnflussdynamik (Uroflowmetrie)*
- *Gewebeentnahme aus der Prostata (Biopsie)*

Erste diagnostische Maßnahmen bei Prostataproblemen

Ein offenes Gespräch mit Ihrem Arzt ist die beste Voraussetzung für die Lösung von Prostataproblemen.

Prostataprobleme sind ein heikles Thema, das den Intimbereich jedes Mannes berührt und worüber man(n) in der Regel ungern spricht. Zunächst wird Ihr Arzt ein Gespräch mit Ihnen über Ihre aktuellen Beschwerden führen und Sie zu anderen Krankheiten befragen, die bei Ihnen oder bei Familienmitgliedern vorgekommen sind.

- Persönliche Anamnese
  Sie sollten mit dem Arzt offen über Ihre Beschwerden sprechen – etwa über Probleme beim Wasserlassen, über mögliche Potenzprobleme oder Schmerzen beim Geschlechtsverkehr sowie die Art, Dauer und die Charakteristik der Beschwerden. Eine gute Möglichkeit der Selbsteinschätzung der Symptome bietet auch der bereits erwähnte Internationale Prostata-Symptom-Score (IPSS). Das Gespräch bietet zusätzlich eine gute Gelegenheit, Ihrem Arzt Fragen

zu stellen und sich über Diagnose- und Therapiemöglichkeiten sowie begleitende Risiken informieren zu lassen. Fragen zu Krankheiten in Ihrer Familie dienen der Einschätzung eines möglichen erblichen Prostatakrebsrisikos.

- Klinische Untersuchung
  Der Arzt wird Ihren äußeren Genitalbereich inspizieren, die Hoden abtasten und mit der Fingeruntersuchung im Enddarm die Prostatagröße oder -beschaffenheit zu beurteilen versuchen.

Diese Untersuchungen sind nur wenig belastend, nicht schmerzhaft und ermöglichen eine vorläufige Diagnose. Sollten Unsicherheiten darüber bestehen, welche Prostataerkrankungen in Frage kommen, schließen sich weitere diagnostische Untersuchungen an.

Fingeruntersuchung im Enddarm

Da die Vorsteherdrüse sehr nahe am Enddarm anliegt, kann sie mit dem behandschuhten Finger des Arztes dort auch gut getastet werden (digitale rektale Untersuchung). In der Regel führt der Hausarzt diese Untersuchung durch. Die rektale Prostatatastung wird mitunter als unangenehm empfunden, ist aber meist nicht schmerzhaft. Mit dem tastenden Finger kann der Arzt Schwellungen, Knoten oder Verhärtungen der Prostata aufspüren.
Häufig ergibt diese Untersuchung sogar erste Hinweise auf eine Prostatakrebserkrankung. Werden ungewöhnliche Veränderungen an der Prostata festgestellt, sollte man sich bei einem Urologen vorstellen, der weitere Untersuchungen zur Klärung der Ursachen veranlassen kann.

Die digitale rektale Untersuchung ist Bestandteil der kostenlosen Krebsvorsorgeuntersuchung für Männer ab dem 45. Lebensjahr.

Was wird bei der kostenlosen Vorsorgeuntersuchung zur Krebsfrüherkennung untersucht?

Im Gegensatz zu Frauen nehmen Männer die von den Krankenkassen angebotenen Vorsorgeuntersuchungen kaum in Anspruch. Männer sollten sich insbesondere in Bezug auf die gutartige Prostatavergrößerung und Prostatakrebs ab dem 45. Lebensjahr einmal jährlich untersuchen lassen – auch wenn keine Beschwerden vorliegen! Bei der Früherkennungsuntersuchung inspiziert der Arzt zunächst die äußeren Geschlechtsorgane, er tastet die Hoden ab und achtet auf sichtbare Veränderungen. Darüber hinaus fragt der Arzt nach Beschwerden, vor allem beim Wasserlassen. Schließlich tastet er mit dem Finger vom Enddarm aus die Prostata ab (digitale rektale Untersuchung). Die Fingeruntersuchung der Prostata gilt als wichtigste Diagnosemaßnahme zur Früherkennung einer BPH oder einer Prostatakrebserkrankung.

Wozu dient eine Urinuntersuchung?

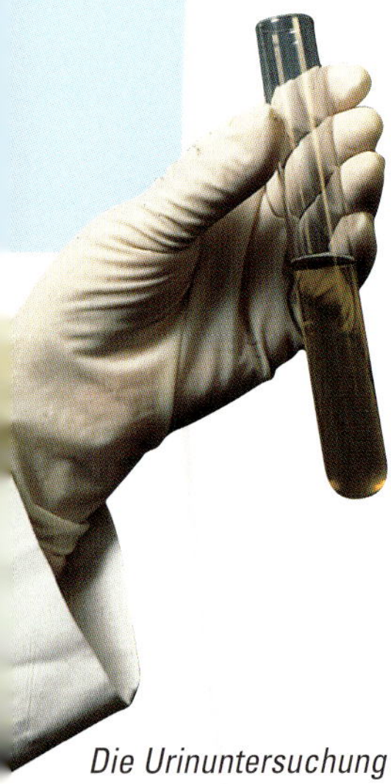

Die Urinuntersuchung gibt Aufschluss über Harnsteinleiden, Entzündungen und Infektionen der Harnwege.

Mit Hilfe einer Untersuchung des Urins kann eine mögliche Infektion der Harnwege festgestellt werden. Hierzu wird in der Regel der sogenannte »Mittelstrahlurin« verwendet, das heißt, dass die erste Urinportion bei der Harnentleerung verworfen und nur der anschließend ausgeschiedene Harn zur Untersuchung benutzt wird. Mit einem Urinstreifenschnelltest kann man sich grob über die Beschaffenheit des Urins orientieren – etwa ob Bakterien oder rote (Erythrozyten) beziehungsweise weiße Blutkörperchen (Leukozyten) im Urin enthalten sind. Mit dem Mikroskop kann der Urin dann noch genauer beurteilt werden.

- Werden Leukozyten und Bakterien gefunden, liegt meist eine Infektion oder Entzündung der Harnwege vor.
- Erythrozyten im Urin können auf ein Harnsteinleiden, auf eine einfache Infektion oder auf eventuelle Tumorerkrankungen der Harnwege hinweisen.

Harnweginfektionen können bestehende Prostatabeschwerden deutlich verstärken. Auch eine Prostataentzündung (Prostatitis) kann dazu führen, dass im Urin Leukozyten nachweisbar sind.

Gibt es noch andere Urintests?

Weitere Urintests sind die »Dreigläserprobe« sowie die Harnfluss- und Harnblasendruckmessung beim Urologen.

- Dreigläserprobe
  Sie wird vor allem zur Diagnostik einer Prostataentzündung (Prostatitis) eingesetzt.
- Harnfluss- und Harnblasendruckmessung (Uroflowmetrie)
  Damit können unerklärliche Blasenentleerungsstörungen genauer untersucht werden.

Was kann mit einer Blutuntersuchung festgestellt werden?

Mit Blutuntersuchungen können die Mengen bestimmter Stoffe im Blut festgestellt werden, die über Entzündungsvorgänge, etwa an der Vorsteherdrüse oder in den Harnwegen, sowie über die Nierenfunktion Auskunft geben.

- Vermehrt weiße Blutkörperchen, Harnstoff und Harnsäure sowie die Substanz Kreatinin im Blut erlauben Rückschlüsse auf den Ursprung der Entzündungserscheinungen - etwa eine Blasen-, Harnleiter-, Nieren- oder Prostataentzündung.
- Einen wichtigen Hinweis auf eine mögliche Prostatakrebserkrankung kann die Bestimmung des so genannten prostataspezifischen Antigens (PSA) im Blut geben. PSA ist ein Eiweißstoff, der andere Eiweißstoffe in der Samenflüssigkeit (Ejakulat) abbaut. Es gilt als Tumormarkersubstanz für Prostatakrebs. Normalerweise sind im Blut nur niedrige PSA-Konzentrationen nachweisbar - sie können jedoch bei vorliegendem Prostatakrebs stark ansteigen. Nicht jeder erhöhte PSA-Wert bedeutet aber, dass man an Prostatakrebs erkrankt ist: PSA kann auch bei einer Prostatitis oder gutartigen Prostatavergrößerung (BPH) erhöht sein! Außerdem gelten PSA-Laborwerte nur für bestimmte Zeitpunkte oder können falsch sein.

Vorsicht !

Bitte keine Panik: Gleichgültig wie hoch Ihr PSA-Wert ausfällt – Laborwerte allein sagen nie etwas Endgültiges darüber aus, ob Sie tatsächlich an Krebs erkrankt sind! Nur die Berücksichtigung aller Untersuchungsbefunde während eines längeren Zeitraumes erlaubt eine halbwegs vernünftige Beurteilung einer Prostataerkrankung oder eines Krankheitsverlaufs (Prognose).

Die Frage, ob die PSA-Bestimmung routinemäßig oder im Rahmen der Krebsfrüherkennungsuntersuchung eingeführt werden soll, ist Gegenstand heftiger Diskussion unter Medizinern. In den USA befürworten vor allem Patientenorganisationen die allgemeine PSA-Bestimmung, um Prostatakrebs frühzeitig zu erkennen. In Deutschland wird die PSA nicht im Rahmen der Vorsorgeuntersuchung angeboten.

Diagnostische Ultraschallverfahren

Bildgebende Ultraschallverfahren (Sonographie) haben den Vorteil, dass sie für die Betroffenen wenig belastend sind und gefahrlos beliebig oft wiederholt werden können.

- Unterbauch-Sonographie
  Sie wird von außen mit einem Ultraschallkopf auf dem Bauch durchgeführt und erlaubt vor allem die Darstellung der Harnblase, der Nieren und der ableitenden Harnwege. Damit können frühzeitig ungünstige Begleiterscheinungen einer Prostataerkrankung auf die Nieren oder die Harnblase erkannt werden.

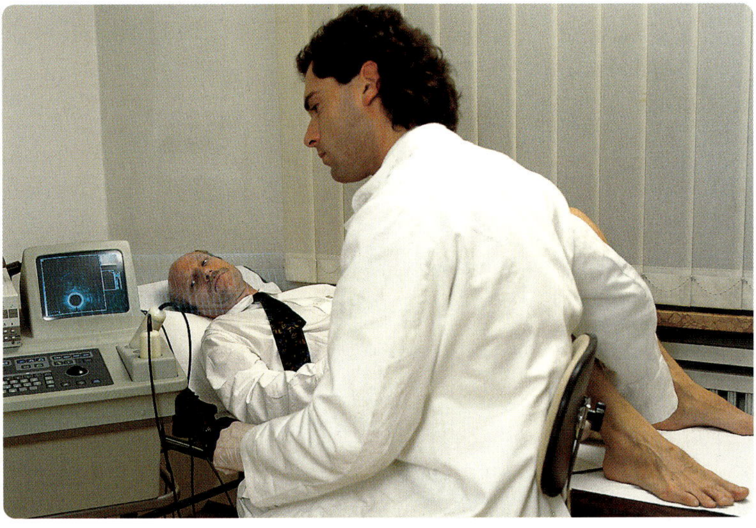

Die transrektale Sonographie dient als unterstützendes Verfahren, um ein Prostatakarzinom festzustellen.

- Transrektale Sonographie
  Besser als mit dem Finger kann die Prostata mit einer in den Enddarm eingeführten kleinen Ultraschallsonde begutachtet werden (transrektale Sonographie). Dieses Verfahren wird zur ergänzenden Prostatakrebsdiagnostik genutzt. Mit der Sonde kann auch eine Gewebeprobe unter Sichtkontrolle entnommen werden (Biopsie).

Zur Diagnostik eines Prostatakarzinoms ist die Sonographie allein nicht geeignet.

Wann ist eine Röntgenuntersuchung sinnvoll?

Eine reguläre Röntgenaufnahme ergibt kaum diagnostische Hinweise auf vorliegende Prostataerkrankungen. Da Röntgenuntersuchungen aufgrund der Strahlenbelastung nicht beliebig oft wiederholt werden können, sind spezielle Kontrastmittel-Untersuchungen nur dann sinnvoll, wenn bestimmte Fragestellungen etwa mit Ultraschall nicht eindeutig geklärt werden können.

- Ausscheidungsurographie
  Diese Untersuchung umfasst eine Röntgen-Übersichtsaufnahme sowie Röntgenaufnahmen, die 7 beziehungsweise 15 Minuten nach der intravenösen Gabe eines jodhaltigen Kontrastmittels gemacht werden.
- Urethrozystographie
  Bei dieser kombinierten Harnröhren-Harnblasen-Röntgen-Untersuchung wird das Kontrastmittel nicht in das Blut, sondern direkt in die Harnröhre/Harnblase eingebracht. Eine vergrößerte Prostata kann mit diesem Verfahren gleichfalls dargestellt werden.

Gibt es weitere bildgebende Verfahren?

Weitere aufwendigere bildgebende Verfahren bei unklaren Fragestellungen sind die Computertomographie (CT) und die Kernspintomographie (NMR) sowie die Szintigraphie.

Die medizinische Diagnostik

- Computertomographie (CT)
  Mit der Computertomographie, einer speziellen, in den meisten Fällen mit Kontrastmittelgabe verbundenen Röntgenaufnahmetechnik, können Schicht- oder Schnittdarstellungen von Körperregionen gewonnen werden. Das CT erlaubt die Darstellung des gesamten Harntrakts, der Prostata, der Samenblasen und der Lymphknoten.
- Kernspintomographie (NMR)
  Die Kernspintomographie, die mit starken Magnetfeldern arbeitet, liefert wie die Computertomographie Schnittdarstellungen von Körperregionen und wird bei gezielter Fragestellung eingesetzt.
- Szintigraphie
  Dieses Verfahren arbeitet mit schwach radioaktiven Substanzen, die in das venöse Gefäßsystem eingebracht werden. Die Szintigraphie wird zur Übersichtsdarstellung des Knochensystems eingesetzt (Skelettszintigraphie) und insbesondere dazu benutzt, mögliche Tochtergeschwülste (Knochenmetastasen) bei Prostatakrebs frühzeitig aufzuspüren.

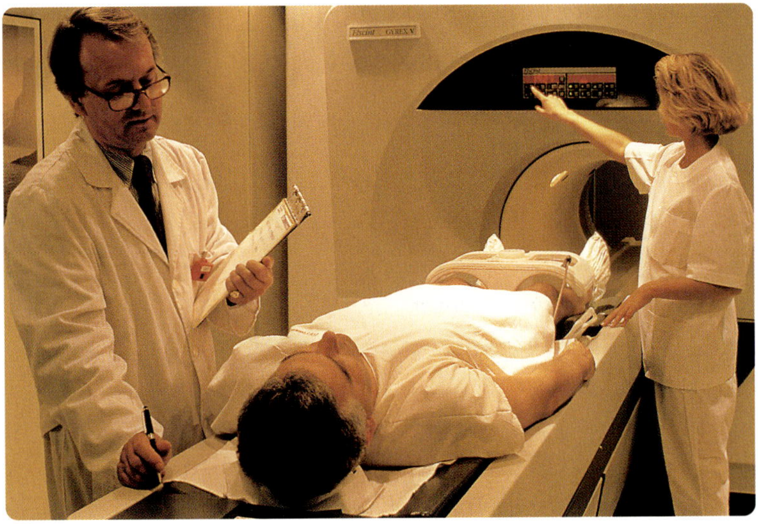

Mit der Kernspintomographie lassen sich bestimmte Verdachtsmomente auf Prostataerkrankungen erhärten.

Was ist eine Harnröhren- oder Harnblasenspiegelung?

Die Harnröhren- und Harnblasenspiegelung ist eine endoskopische Untersuchungsmethode, bei der vom Urologen ein fünf bis sechs Millimeter dickes optisches Instrument (Endoskop) in die Harnröhre (Urethroskopie) beziehungsweise Harnblase (Zystoskopie) eingeführt wird. Mit diesem Sichtinstrument kann das Innere der Harnröhre und der Harnblase begutachtet werden: Mögliche Schleimhautveränderungen, Blasenwandausstülpungen (Blasendivertikel), Blasenwandverdickungen, Harnblasensteine und Harnröhrenverengungen sowie die Größe der Prostata sind auf diese Weise direkt beurteilbar. Darüber hinaus kann das Endoskop mit einer Ultraschallsonde oder einem kleinen Operationsinstrument – etwa um Blasensteine zu zerkleinern – kombiniert werden.

Bei sachgerechter Ausführung ist eine Prostata-Biopsie in der Regel nicht schmerzhaft.

Die Endoskopie der Harnwege kann unter Umständen bei Männern unangnehm und schmerzhaft sein. Aus diesem Grund sollte sie nur dann eingesetzt werden, wenn sie diagnostisch erforderlich ist. Eine Blasenspiegelung kann ambulant in einer urologischen Praxis unter örtlicher Betäubung durchgeführt werden. Aus oben genannten Gründen ist jedoch eine Endoskopie unter Kurznarkose in einer Klinik vorzuziehen.

Wie wird eine Gewebeentnahme aus der Prostata durchgeführt?

Wenn der begründete Verdacht besteht, dass ein Prostatakarzinom vorliegen könnte, ist eine Entnahme von Prostatagewebe, die so genannte Biopsie, sinnvoll. Das Prostatagewebe kann dann im Labor genauer untersucht werden, vor allem daraufhin, ob es entartetes Zellmaterial enthält. Es gibt zwei Formen von Prostatabiopsien, die Saug- und die Stanzbiopsie.

- Stanzbiopsie
  Bei der Stanzbiopsie wird vom Damm aus, zwischen Hodensack und After, oder im Enddarmbereich eine Spezialnadel eingestochen. Sie wird bis zur Prostata vorgeschoben, um dort einen kleinen Gewebezylinder auszustanzen. Fragen Sie Ihren Arzt, ob der Eingriff schmerzhaft ist und eine örtliche oder allgemeine Betäubung erfordert.
- Saugbiopsie
  Die Saugbiopsie wird mit sehr dünnen Nadeln immer vom Enddarmbereich aus (transrektal) durchgeführt. Bei sachgerechter Ausführung ist diese Methode in der Regel nicht schmerzhaft und wird vom Betroffenen meist kaum bemerkt. Aus der Prostata wird dann Zellmaterial angesaugt.

! Achtung

Entwarnung: Die Gewebeentnahme aus der Prostata verschlechtert nicht das vorliegende Tumorstadium und erhöht nicht die Gefahr einer weiteren Ausbreitung der Krebszellen im Körper.

Ergebnisse der feingeweblichen Untersuchung

Das mit Hilfe der Gewebeentnahme (Biopsie) gewonnene Prostatagewebe wird vom Pathologen im Labor mikroskopisch untersucht. Der Pathologe wird prüfen, ob Krebszellen vorliegen, oder er versucht den Grad krebsähnlicher Zellveränderungen (Differenzierungsgrad) zu bestimmen. Je weniger Ähnlichkeit Prostatakrebszellen mit normalen Prostatazellen aufweisen, desto gefährlicher ist der Krebszelltyp.

- Grad I: Dieser Krebszelltyp ist günstig zu beurteilen, da die Krebszellen hochdifferenziert sind.
- Grad II: Dieser Krebszelltyp ist ungünstig zu beurteilen, da die Krebszellen mäßig differenziert sind.
- Grad III: Dieser Krebszelltyp ist als bösartig einzustufen, da die Krebszellen kaum differenziert sind.

Das Ergebnis der feingeweblichen Beurteilung durch den Pathologen entscheidet auch darüber, welche Therapieform sinnvoll ist und wie aggressiv diese Therapie sein muss.

DIE GLEASON-SKALA

- *Grad I (2 bis 4 Punkte): Gut differenzierte Krebszellen mit Ähnlichkeit zu normalen Körperzellen, die sich langsam ausbreiten.*
- *Grad II (5 bis 7 Punkte): Mäßig differenzierte Krebszellen.*
- *Grad III (8 bis 10 Punkte): Schlecht differenzierte Krebszellen ohne Ähnlichkeit zu normalen Körperzellen, die sich mit raschem Wachstum schnell ausbreiten.*

Konsequenzen für eine erfolgreiche Therapie:

- *2–4 Punkte: Konservative Therapie meist erfolgreich.*
- *5–7 Punkte: Risikoabschätzung für geeignete Therapien nicht sicher möglich.*
- *7–10 Punkte: Operation/Strahlentherapie meist erfolgreich.*

Die Gleason-Skala ist eine Schweregradeinteilung der Tumorart nach feingeweblicher Untersuchung. Entsprechend dem Differenzierungsgrad der Krebszellen wird untersuchtes Prostatatumorgewebe mit Punkten bewertet und nach der Gleason-Skala eingestuft: Je höher die Punktzahl ist, desto gefährlicher ist der Prostatatumor zu beurteilen.

Welche Diagnoseverfahren sind zur Erkennung von Prostatakrebs sinnvoll?

Die wichtigsten Untersuchungsverfahren zur Diagnose von Prostatakrebs sind die Bestimmung des prostataspezifischen Antigens (PSA) sowie die feingewebliche Untersuchung von bioptisch gewonnenem Prostatagewebe. Darüber hinaus können folgende zusätzliche Diagnosemethoden sinnvoll sein:

- Größen- und Ausbreitungsbeurteilung des Prostatakrebses
  Fingeruntersuchung im Enddarm, Ultraschall-, Computer- (CT) oder Kernspintomographie (NMR) sowie eine Urethrozystoskopie
- Lymphknotenbeurteilung
  Computertomographie, feingewebliche Untersuchung von Lymphknotengewebe nach operativer Lymphknotenentnahme
- Tochtergeschwulstbeurteilung
  Knochenszintigraphie, Röntgenaufnahmen von Knochen und Brustkorb, Computertomographie, Ultraschalluntersuchung

Prostataleiden behandeln

Für alle Prostataleiden stehen derzeit wirksame Behandlungsmöglichkeiten zur Verfügung – dies gilt sogar für das Prostatakarzinom.

- Akute Prostataentzündungen werden in der Regel mit Antibiotika behandelt.
- Zur Therapie der gutartigen Prostatavergrößerung (BPH) können im symptomatischen Stadium I zahlreiche, gut verträgliche pflanzliche Heilmittel eingesetzt werden. Darüber hinaus gibt es auch verschiedene erprobte, sichere und wirksame operative Therapien für fortgeschrittene BPH-Stadien.
- Prostatakrebs kann am besten bekämpft werden, wenn er frühzeitig erkannt wird und noch keine Tochtergeschwülste (Metastasen) im Körper entstanden sind. Wirksame Arzneimittel und chirurgische Verfahren werden zur Behandlung eingesetzt.

wirksam

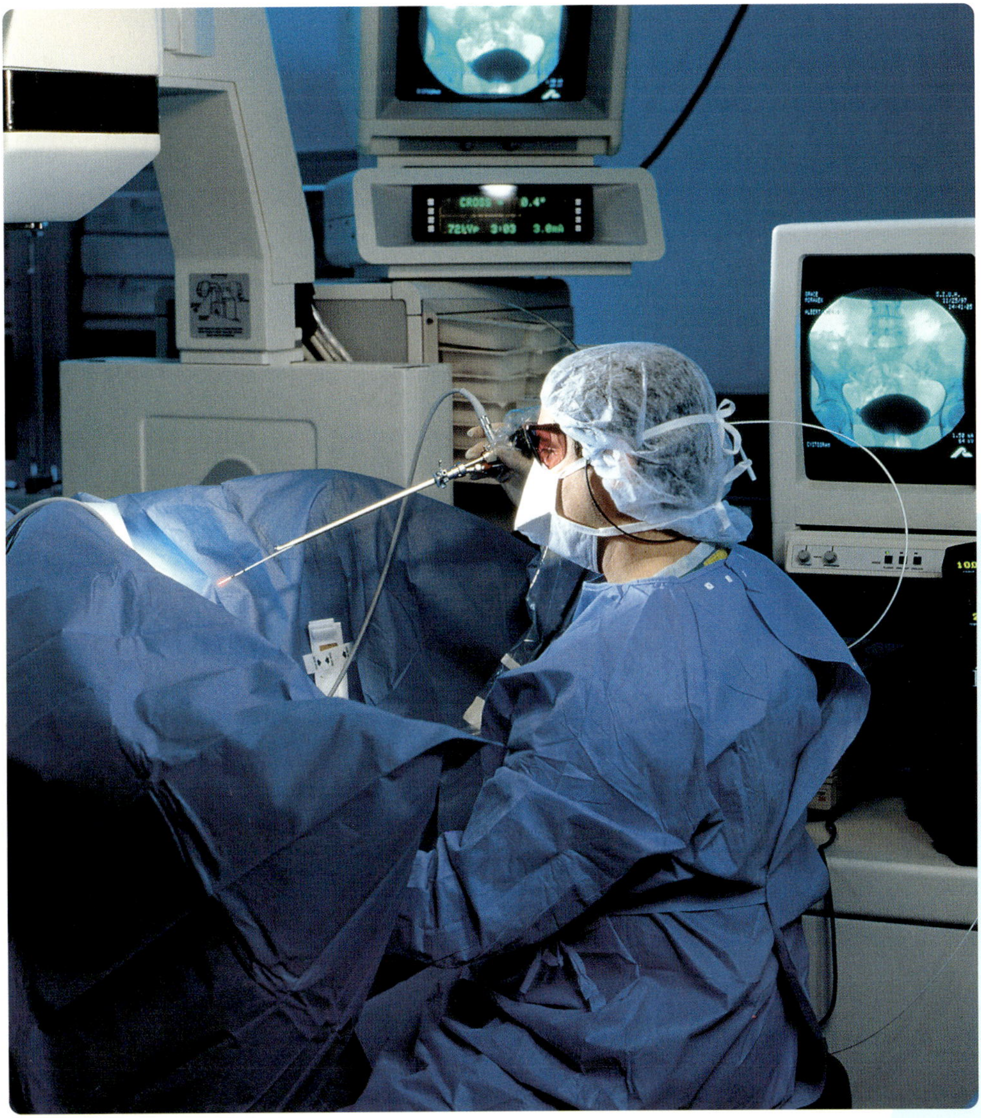

Behandlung einer Prostataentzündung

Wichtig für die Behandlung ist zunächst einmal, ob es sich um eine akute oder um eine chronische Prostataentzündung handelt.

WAS SIE BEI EINER PROSTATAENTZÜNDUNG VERMEIDEN SOLLTEN

- *Reizung der Prostata durch sexuelle Exzesse*
- *Ungeschützter Geschlechtsverkehr*
- *Reizung der Prostata durch Erschütterungen (etwa bei langen Autofahrten)*
- *Abkühlung des Unterleibs (etwa beim Baden oder Sitzen auf kalter Unterlage)*
- *Rauchen, übermäßigen Alkohol- oder Kaffeekonsum, fett- und zuckerreiche Nahrungsmittel*
- *Verstopfung, Durchfall, Hämorrhoiden*

Eine akute Prostatitis kann mit Antibiotika wirksam behandelt werden.

Akute Prostataentzündung

Bei akuter Prostatitis werden in der Regel Antibiotika – das sind keimhemmende oder keimabtötende Substanzen – eingesetzt, am häufigsten Penicilline oder Cefalosporine. Wichtig ist vor allem, dass diese Arzneimittel nach Vorgabe des Arztes ausreichend lange eingenommen werden, um eine erneute Entzündung (Reinfektion) beziehungsweise eine Eiterbildung (Abszess) in der Prostata zu verhindern. Meist heilt die Entzündung dann rasch und ohne Folgen ab. Darüber hinaus können schmerz- oder krampflösende Mittel Beschwerden lindern. Durch stuhlgangfördernde Ernährungsmaßnahmen, etwa reichlich mit der Nahrung zugeführte Ballaststoffe, kann Verstopfung und Stuhlverhärtung vorgebeugt werden. Gelegentliche warme Sitzbäder, etwa zehn Minuten und beispielsweise mit Kamillenzusatz, wirken gleichfalls wohltuend und lindern Beschwerden. Eine Reizung der Prostata durch Abkühlung des Unterleibs, Erschütterung oder sexuelle Exzesse sollte vermieden werden.

Chronische Prostataentzündung

Bei chronischer Prostataentzündung wird der Arzt zunächst ebenfalls Antibiotika einsetzen. In vielen Fällen bleiben dennoch längere Beschwerden bestehen, da die Wirkstoffe möglicherweise nicht vollständig zu den Erregern in den Drüsengängen vordringen oder keine Erreger mehr nachweisbar sind. Die chronische Prostatitis kann längere Zeit, Monate oder sogar Jahre, immer wieder Beschwerden verursachen. Zusätzliche Maßnahmen wie abschwellende Mittel, Sitzbäder und stuhlgangregulierende Maßnahmen können die Beschwerden lindern.

Die Prostataentzündung ist häufig auf infektiöse Erreger zurückzuführen. Auch nach Abklingen der Akutbeschwerden ist es deshalb ratsam, mit einem Kondom die Infektionsgefahr für den Partner zu reduzieren.

SEXUELLE ENTHALTSAMKEIT

Die chronische Prostatitis kann sehr hartnäckig sein. Es kann vorkommen, dass alle therapeutischen Mittel versagen und auch Ihr Urologe Ihren Beschwerden ratlos gegenübersteht. Da die entzündete Prostata auf »mechanische« Reizungen empfindlich reagiert, könnte ein Versuch mit sexueller Enthaltsamkeit (Masturbation und Geschlechtsverkehr) sinnvoll sein. Auch wenn es hart klingt, verzichten Sie einmal versuchsweise eine Woche lang auf jede sexuelle Aktivität, beobachten Sie sich und entscheiden Sie selbst, wie Sie weiter verfahren wollen.

Ist Geschlechtsverkehr bei einer Prostataentzündung erlaubt?

Im Akutstadium einer Prostatitis sollte man auf Geschlechtsverkehr verzichten. Da die Entzündung auf infektiöse Erreger zurückgeht, besteht die Gefahr, dass der Partner oder die Partnerin beim Geschlechtsverkehr ebenfalls infiziert werden. Am besten gehen Sie zusammen mit Ihrem Partner zum Arzt, wenn Prostatitis-Beschwerden auftreten. Gegebenenfalls muss auch der Partner behandelt werden, um eine spätere Wiederansteckung zu verhindern. Eine mäßige sexuelle Aktivität ist nach Abklingen der Akutbeschwerden möglich. In jedem Fall sollte aber ein Kondom benutzt werden, da im Sperma immer noch infektiöse Erreger vorkommen können.

Behandlung der gutartigen Prostatavergrößerung (BPH)

Im Anfangsstadium der gutartigen Prostatavergrößerung stehen Beschwerden beim Wasserlassen im Vordergrund, die auf eine durch die Größenzunahme der Vorsteherdrüse bedingte Verengung der prostatischen Harnröhre zurückzuführen sind. Zur Behandlung der BPH stehen zahlreiche pflanzliche und chemische Arzneimittel zur Verfügung, die den Hormonhaushalt des Körpers nicht beeinflussen. Darüber hinaus gibt es auch Arzneimittel, die in den Stoffwechsel des männlichen Geschlechtshormons Testosteron eingreifen. Diese Arzneimittel sind bei gutartiger Prostatavergrößerung in unterschiedlichem Umfang erfolgreich, und ihre Wirksamkeit beruht auf verschiedenen Prinzipien.

Synthetische Arzneimittel zur Therapie der BPH

Beschwerden im BPH-Frühstadium können mit natürlichen und synthetischen Wirkstoffen häufig günstig beeinflusst werden.

Derzeit stehen chemisch-synthetische Substanzen aus zwei Stoffgruppen zur Behandlung der gutartigen Prostatavergrößerung im Anfangsstadium (Stadien I–II) zur Verfügung.

- Die Gruppe der so genannten Alpha-Rezeptoren-Blocker führt bei gutartiger Prostatavergrößerung im Anfangsstadium zu günstigen Wirkungen. Diese Mittel verursachen eine Senkung der Muskelspannung am Blasenhals und in der Prostata. Beschwerden beim Wasserlassen sind dadurch günstig zu beeinflussen. Mit Wirkstoffen dieser Gruppe kann jedoch die Größenzunahme der Prostata nicht rückgängig gemacht werden.

- Seit einigen Jahren gibt es einen Wirkstoff, der in den körperlichen Hormonhaushalt eingreift: Finasterid, ein so genannter 5-Alpha-Reduktase-Hemmer. Die regelmäßige Anwendung führt tatsächlich zu einer Schrumpfung der gutartig vergrößerten Prostata und meist zur Besserung von BPH-bedingten Beschwerden.

Wie wirken Alpha-Rezeptoren-Blocker?

In der Muskulatur der Harnblasenwand und -halsregion sowie in der Prostata – aber auch an Blutgefäßen – befinden sich spezielle Signalempfängerstellen, die die Reaktionsbereitschaft für die Spannung und Entspannung dieser Muskulatur beeinflussen. Dies sind die so genannten Alpha-Rezeptoren. Wenn Arzneimittel, die diese Signalempfängerstellen besetzen können, eingenommen werden, verringert sich der Muskeltonus im Prostata- und Harnblasenbereich und BPH-bedingte Beschwerden beim Wasserlassen bessern sich. Diese rezeptpflichtigen Arzneimittel heißen Alpha-Rezeptoren-Blocker.
Alpha-Rezeptoren-Blocker wie Tamsulosin, Alfuzosin, Doxazosin und Terazosin bessern nächtlichen Harndrang und andere im Anfangsstadium der gutartigen Prostatavergrößerung vorkommende Beschwerden. Neu entwickelte selektive Alpha-Rezeptoren-Blocker weisen nicht mehr die Nebenwirkungen (Blutdruckabfall, Müdigkeit, Herzklopfen) älterer Präparate dieses Typs auf. Derzeit stehen auch langfristig wirksame Alpha-Rezeptoren-Blocker, die nur einmal täglich angewendet werden müssen, zur Verfügung. Alpha-Rezeptoren-Blocker beeinflussen jedoch die Größe der Prostata nicht.

Expertentipp

Fragen Sie Ihren Arzt, ob eine vorliegende gutartige Prostatavergrößerung mit einem Alpha-Rezeptoren-Blocker erfolgversprechend behandelt werden könnte. Achten Sie darauf, dass Ihnen ein nebenwirkungsarmer selektiver Alpha-Rezeptoren-Blocker mit einmaliger täglicher Anwendung verschrieben wird.

Kann mit Arzneimitteln die gutartige Vergrößerung der Prostata gestoppt oder rückgängig gemacht werden?

Seit einigen Jahren steht in Deutschland ein hormonell wirksames Arzneimittel zur Verfügung, das gutartiges Wachstum von Prostatagewebe bremsen oder sogar rückgängig machen kann. Die Wirkungsweise dieser Substanz, die Finasterid heißt, beruht darauf, dass der im Prostatagewebe vorkommende (enzymatische) Eiweißstoff 5-Alpha-Reduktase gehemmt wird. Durch den Einfluss von 5-Alpha-Reduktase wird in der Prostata das männliche Geschlechtshormon Testosteron in das weitaus wirksamere Hormonstoffwechselprodukt Dihydrotestosteron (DHT) umgewandelt. DHT fördert das Wachstum von Prostatagewebe. Untersuchungen haben gezeigt, dass bei Männern mit einer von Geburt an fehlenden 5-Alpha-Reduktase kein Prostatagewebewachstum auftritt.

Wie wirkt Finasterid auf die gutartig vergrößerte Prostata?

Finasterid blockiert gezielt die 5-Alpha-Reduktase. Die Prostata verkleinert sich bei konsequenter Anwendung dieses Arzneimittels durchschnittlich um ein Drittel. Dieser Therapieeffekt tritt jedoch erst nach mehrmonatiger Anwendung auf. Es ist jedoch anzumerken, dass nicht alle BPH-Patienten in gleicher Weise von einer Finasterid-Therapie profitieren, und die Prostataverkleinerung führt nicht in jedem Fall auch zu einer Besserung der Beschwerden. Darüber hinaus sinkt unter Finasterid-Einfluss der Wert von prostataspezifischem Antigen (PSA) im Blut, dem wichtigsten Tumormarker für Prostatakrebs. Dies muss bei einer Finasterid-Therapie beachtet werden.

Finasterid muss ein Leben lang eingenommen werden, um eine Vergrößerung der Prostata zu verhindern.

Die Verkleinerung der Prostata bleibt so lange bestehen, wie Finasterid eingenommen wird. Dies bedeutet, dass es sich um eine lebenslange Behandlung mit entsprechenden Kosten handelt.

Wie kann die fortgeschrittene gutartige Prostatavergrößerung behandelt werden?

Mit Hilfe des bereits vorgestellten Symptom-Scores (IPSS) erfahren Sie, wie weit die gutartige Prostatavergrößerung bereits fortgeschritten ist. In jedem Fall werden Betroffene in fortgeschrittenen BPH-Stadien unter deutlichen Beschwerden beim Wasserlassen leiden. Im Gespräch mit dem Urologen sollte dann geklärt werden, welche weiteren Behandlungsschritte nötig und sinnvoll sind.

- Stadium II: Die BPH im Stadium II kann in manchen Fällen mit Arzneimitteln allein ausreichend behandelt werden. In anderen Fällen können in diesem Stadium bereits operative Maßnahmen erforderlich sein.
- Stadium III: Die BPH im Stadium III muss fast immer operativ behandelt werden, da in der Regel die Blasenfunktion schwer gestört und eine normale Blasenentleerung nicht mehr möglich ist.

Wann muss eine gutartige Prostatavergrößerung operiert werden?

Im BPH-Anfangsstadium sowie auch gelegentlich bei BPH-Fällen im mittelschweren Stadium können die Beschwerden mit Änderungen des Lebensstils, physikalischen Maßnahmen und Arzneimitteln in Grenzen gehalten werden. Liegen jedoch starke Beschwerden und Restharnbildung in der Blase vor, ist meist eine Operation der Prostata erforderlich.

- Eine Operation kann in jedem Fall nur dann durchgeführt werden, wenn der Gesundheitsszustand des betroffenen Mannes ausreichend stabil ist, das heißt keine Organschädigungen (etwa Nieren- oder Herz-Kreislauf-Schwäche) oder akute Infektionskrankheiten vorliegen, die das Operationsrisko erhöhen.
- Häufig muss der operative Eingriff nicht sofort durchgeführt werden, sondern die Betroffenen können sich mit ihrem Urologen darüber beraten, zu welchem Zeitpunkt und mit welcher Operationstechnik (offene Chirurgie oder Endoskopie) der Eingriff durchgeführt werden soll.
- Auch wenn die angestrebte Operation medizinisch »Prostatektomie« genannt wird, bedeutet dies nicht, dass die gesamte Drüse entfernt wird. In der Regel wird bei gutartiger Prostatavergrößerung nur die Wurzel des Übels beziehungsweise der Beschwerden, also die Verengung der prostatischen Harnröhre mit ihren unangenehmen Folgeerscheinungen, beseitigt.

Expertentipp

Dihydrotestosteron (DHT), das Testosteron-Stoffwechselprodukt, beeinflusst nicht nur Prostatagewebe ungünstig, sondern stört auch die Aktivität der Kopfhaarfollikel. Willkommener Nebeneffekt der Therapie mit Finasterid kann so verstärktes Wachstum des Kopfhaars oder zumindest ein Stopp bestehenden Haarausfalls sein.

WANN IST EINE OPERATION BEI GUTARTIGER PROSTATAVERGRÖSSERUNG SINNVOLL?

- *Wenn die Beschwerden so stark sind, dass sie durch Arzneimittel nicht mehr gebessert werden können*
- *Wenn ein Risiko für eine Schädigung der Blase oder der Nieren besteht*
- *Wenn eine hartnäckige Restharnbildung vorliegt*
- *Wenn es zu einer Überlaufinkontinenz mit Harnrückstau kommt*
- *Wenn gleichzeitig eine Krebserkrankung besteht*

Derzeit gilt die transurethrale Prostatektomie (TURP) als operative Standardtherapie bei gutartiger Prostatavergrößerung.

Welche Operationstechnik wird am häufigsten angewandt?

Als so genannter »Goldstandard« der urologischen Prostatachirurgie gilt die transurethrale Resektion der Prostata (TURP). Diese Methode ist auch unter dem Namen transurethrale Prostatektomie bekannt. Bei diesem Verfahren wird unter regionaler Betäubung (etwa einer unteren Rückenmarksbetäubung, der Lumbalanästhesie) eine elektrische Drahtschlinge, die sich im hohlen Schaft des Resektoskops befindet, in die Harnröhre eingeführt und durch Schlingenbewegung das Geschwulst entfernt – in etwa vergleichbar mit der Technik des »Hobelns«.

Bemüht man wieder den Vergleich der Prostata mit einer Frucht, so wird bei der TURP die Frucht an der Stielöffnung angebohrt und das Kerngehäuse von innen durch Hobelbewegung ausgehöhlt. Die kleinen Prostatagewebescheibchen oder -späne werden in die Blase gespült, von dort abgesaugt und anschließend feingeweblich im Labor untersucht.

Nach dem Eingriff wird zur Harnableitung ein Katheter in die Harnblase eingelegt, der nach einem Zeitraum von etwa drei Tagen wieder entfernt wird. Kurze Zeit nach der Operation können sich beim Patienten vorübergehend Harndrang oder Beschwerden beim Wasserlassen einstellen.

BEWÄHRTES »ABHOBELN« DER PROSTATA: DIE TURP

In Deutschland werden etwa 80.000 und in den USA etwa 400.000 Männer pro Jahr erfolgreich mit der transurethralen Resektion der Prostata (TURP) operativ behandelt. Langfristig ist die Behandlung einer mittelschweren gutartigen Prostatavergrößerung durch einen operativen Eingriff erfolgreicher und empfehlenswerter als zu langes, abwartendes Beobachten.

Auf Grund der langjährigen Erfahrung mit der transurethralen Resektion der Prostata kann von einer geringen Gefahr durch Komplikationen ausgegangen werden. Nach einer TURP ist jedoch meist mit einer Zeugungsunfähigkeit zu rechnen.

Wie sicher ist die TURP?

Die TURP ist ein seit Jahrzehnten durchgeführtes Operationsverfahren, das immer weiter verbessert wurde. Nur in 3 bis 10 % der Fälle kommt es zu geringgradigen Komplikationen: Blutungen, Harnweginfektionen, Störungen der Sexualfunktion oder Harnröhrenverengung. Ein Vorteil dieser Methode ist es, dass gutartig gewuchertes Prostatagewebe operativ unter Sichtkontrolle entfernt werden kann. In der Regel werden eine deutliche Erweiterung der Harnröhre und eine spürbare Verbesserung der Beschwerden erreicht. Inkontinenz als Folge einer Verletzung des Schließmuskels muss aufgrund der guten Sichtkontrolle während des Eingriffs kaum befürchtet werden, und schwere TURP-Komplikationen sind eine absolute Seltenheit – sogar bei Operationen von Männern, die älter als 80 Jahre sind.

Fast immer muss jedoch ein mit der TURP behandelter Mann damit rechnen, dass der Samenerguss (Ejakulation) nicht mehr nach außen über den Penis erfolgt, sondern der Samen beim Orgasmus rückwärts in die Blase geschleudert wird, die so genannte retrograde Ejakulation. Es handelt sich also nicht um Impotenz, sondern um eine Zeugungsunfähigkeit, die in der Regel Männer weit jenseits des 50. Lebensjahres betrifft. Die retrograde Ejakulation tritt deshalb auf, weil bei der TURP die Blasenhalsregion meist mit entfernt werden muss und deshalb beim Orgasmus mit Samenerguss eine Abdichtung (nach oben) zur Blase hin nicht mehr möglich ist.

HOCHDRUCK-, NIEDERDRUCK- ODER ROBOTER-TURP?

- *Bei der Hochdruck-TURP (HD-TURP) gelangt das Spülwasser zur Ausspülung der abgehobelten Gewebeteilchen unter hohem Druck in das Operationsgebiet. Das Blasenverletzungsrisiko ist bei diesem Verfahren erhöht, weshalb der Eingriff auf eine Stunde begrenzt ist und nur Geschwulste einer Größe von 30 bis 50 Gramm behandelt werden.*
- *Die Niederdruck-TURP ist schonender, wobei auch Prostatageschwülste bis zu einem Gewicht von 300 Gramm, meist im Rahmen mehrerer Eingriffe, entfernt werden können.*
- *In Japan und in Großbritannien wurden TURP-Robotersysteme entwickelt, die keinen Operateur mehr erfordern – die Operationsrisiken sollen den Risiken einer normalen Prostataresektion entsprechen.*

Die TUIP-Methode bietet nur dann eine Alternative zur TURP, wenn die gutartige Prostatavergrößerung nicht zu weit fortgeschritten ist.

Wann kann eine gering belastende operative Prostataschlitzung (TUIP) vorgenommen werden?

Eine weniger belastende, schonende Variation der TURP ist die so genannte transurethrale Inzision der Prostata (TUIP). Bei der TUIP-Methode, die man in den USA sehr häufig benutzt, wird die Prostata mit dem durch die Harnröhre eingeführten Operationsinstrument mit einem Häkchen in Längsrichtung beidseitig nur eingeritzt, aber nicht abgetragen. Das Verfahren eignet sich nur zur Behandlung einer leichten bis mittelgradigen gutartigen Prostatavergrößerung – bei einem Prostatagewicht bis etwa 30 Gramm. Bei TUIP kommt es seltener zu Blutungskomplikationen, und der Klinikaufenthalt ist verkürzt. Darüber hinaus muss nur in etwa einem Viertel der Fälle mit einer postoperativen retrograden Ejakulation gerechnet werden. Männer mit gutartiger Prostatavergrößerung, die den Wunsch haben, die retrograde Ejakulation zu vermeiden, sollten sich von ihrem Urologen ausführlich über diese Therapiemöglichkeit informieren lassen.

Wann ist eine offene, chirurgische Prostataentfernung erforderlich?

Hat das gutartige Prostatawachstum zu einem Drüsenvolumen von 100 Gramm oder mehr geführt, ist eine Operation über die Harnröhre in der Regel nicht mehr sinnvoll. Da die TURP bei den meisten Patienten mit Erfolg anwendbar ist, wird die offene Prostataentfernung (Prostataadenomektomie) nur noch selten durchgeführt.

Nur in seltenen Fällen ist heute eine offene, chirurgische Prostataentfernung notwendig. Vor allem bei älteren Patienten weist diese Methode ein erhöhtes Risiko auf.

Nach einem Bauchschnitt wird bei der offenen Prostataentfernung häufig über eine Eröffnung der Harnblase die Vorsteherdrüse aus ihrer Kapsel herausgeschält. Diese Methode nennt man transvesikale Prostatektomie (TVM). Anschließend wird ein Blasenkatheter gelegt, der etwa neun Tage lang liegen bleiben muss, bis die Wunde an der Harnblase abgeheilt ist. Das so gewonnene Prostatagewebe kann dann feingeweblich (histologisch) nach möglicherweise vorhandenen Krebszellen abgesucht werden. Im Vergleich zur TURP besteht bei offener Prostataentfernung, insbesondere bei älteren Patienten, ein erhöhtes Operationsrisiko, vor allem aufgrund der Vollnarkose und den in vielen Fällen erforderlichen Bluttransfusionen. Da die Prostatakapsel im Körper verbleibt, ist eine Vorsorgeuntersuchung weiterhin sinnvoll, um Prostatakrebs möglichst frühzeitig erkennen zu können.

Weitere Therapiemöglichkeiten bei fortgeschrittener gutartiger Prostatavergrößerung

Neben den etablierten endoskopischen und chirurgischen Behandlungsformen wurden in den letzten Jahrzehnten und in neuester Zeit zahlreiche alternative Therapiemethoden entwickelt:

- Kälte- und Wärmetherapieverfahren: Kältechirurgie und Hyperthermietherapie
- Implantate: Spiralen, Katheter und Stents
- Lasertechniken: TULAP, TULIP, VLAP und ILK
- Ultraschall-Therapiemethoden: Transurethrale Ultraschall-Aspiration (TUNA), fokussierter Ultraschall (FEPT, HIFUP)

- Verdampfungstherapie der Prostata: Transurethrale Evaporisation der Prostata (TUEP)
- Ballonaufdehnungsverfahren: Ballondilatation
- Extrakorporale Stoßwellenbehandlung (ESWP)

Wie funktionieren Kältechirurgie und Wärmetherapie?

Bei der Kältechirurgie (Kryochirurgie) wird flüssiger Stickstoff (minus 50 °C) mit einer speziellen Kryosonde durch die Harnröhre zur vergrößerten Prostata geleitet, wobei das Gewebe vereist. Die vereisten abgestorbenen Gewebeteile werden daraufhin nach außen gespült. Langzeittherapieerfahrungen mit dieser Methode liegen bisher noch nicht vor.

Es gibt zwei verschiedene Wärmebehandlungsverfahren mit unterschiedlicher Wirksamkeit:

Wärmebehandlungsverfahren sind zur Therapie der BPH entweder ungeeignet oder noch nicht ausgereift.

- Die lokale Mikrowellen-Hyperthermie arbeitet mit Temperaturen bis 43 °C, die in einer über die Harnröhre oder den Enddarm vorgeschobenen Sonde erzeugt werden. Die Behandlung kann meist ohne Betäubung durchgeführt werden. Zur Therapie der gutartigen Prostatavergrößerung erscheint dieses Verfahren nicht geeignet oder empfehlenswert.
- Die Erwärmung von Prostatagewebe mit Temperaturen von 45 bis 80 °C im Rahmen der transurethralen Mikrowellen-Thermo-Therapie (TUMT) bei gleichzeitiger Kühlung der Harnröhrenschleimhaut kann demgegenüber zur wirksamen Zerstörung von Geschwulstgewebe durch die Hitzeeinwirkung führen. Bei einem in der Regel einmaligen TUMT-Eingriff ist eine lokale Betäubung erforderlich. Die Verfahrenstechnik ist noch nicht ausgereift.

Welche Implantatformen gibt es?

Seit etwa zehn Jahren benutzt man zur Behandlung bei gutartiger Prostatavergrößerung auch Fremdkörperimplantate (Prostataimplantate). Es handelt sich hierbei um Spiralen (Fabian-Spirale) oder

Maschendraht-Stents (Wall-Stent, ASI-Stent) aus Edelstahl oder Polyurethan-Kunststoff (Nissenkorn-Katheter), die wie »innere Harnröhrenkatheter« funktionieren und die durch die Prostatavergrößerung verengte Harnröhre dauerhaft offen halten sollen. Diese Therapieform erscheint vor allem geeignet für Patienten, die aus irgendwelchen Gründen nicht operiert werden können, oder für Hochrisikopatienten.

Lasertherapieverfahren scheinen für die Behandlung gutartiger Prostatavergrößerung vielversprechend. Momentan liegen jedoch noch keine Langzeittherapieerfahrungen vor.

Welche aktuellen Lasertherapieverfahren gibt es?

In neuester Zeit wurden insbesondere zahlreiche Lasermethoden zur Behandlung der gutartigen Prostatavergrößerung entwickelt. In der Regel wird die Energie eines Neodym-Yag-Lasers zur Hitzezerstörung von Prostatagewebe benutzt, wobei bei Temperaturen über 60 °C eine Eiweißgerinnung stattfindet und bei Temperaturen über 100 °C Gewebeflüssigkeit und Gewebestrukturen verdampfen. Folgende Methoden werden eingesetzt:

- TULIP: Transurethrale ultraschallgesteuerte laserinduzierte Prostatektomie
- TULAP: Transurethrale Laserablation der Prostata
- VLAP: Visuelle Laserablation der Prostata

Bei den genannten Therapieverfahren tritt der Laserstrahl rechtwinklig zu der Lasersonde (Side-Focus- oder Side-Fire-System), die durch die Harnröhre vorgeschoben wurde, aus und zerstört das Prostatagewebe und die Schleimhaut. Zu den Nachteilen dieser Methoden zählen, dass der Therapieerfolg spät eintritt und die Abstoßung zerstörten Gewebes mit Schmerzen bei der Harnentleerung erfolgt. Diese Lasertechnik ist ähnlich erfolgreich wie die TURP, belastet jedoch den Patienten stärker.

Bei der so genannten interstitiellen Laser-Koagulation (ILK) wird hingegen die Harnröhrenschleimhaut geschont, da die Lasersonde unter Sichtkontrolle direkt in vergrößerte Prostatagewebeabschnitte eingeführt wird. Dadurch verringern sich die Komplikationen nach dem

Eingriff. Mit dieser Verfahrenstechnik kann das Volumen der Prostata um bis zu 40 Prozent verringert werden. Für beide Laserverfahren liegen noch keine Langzeitergebnisse vor. Man rechnet jedoch damit, dass diese Therapiemethoden auf Grund ihrer Wirksamkeit zunehmend eingesetzt und weiterentwickelt werden.

Was ist die Transurethrale Nadelablation?

Die transurethrale Nadelablation der Prostata (TUNA) beziehungsweise transurethrale Ultraschall-Aspirationstechnik entspricht technisch dem interstitiellen Laser-Koagulationsverfahren (ILK). Statt Laserenergie wird jedoch hochaktive Ultraschallenergie (das so genannte »Ultraschallmesser«) zur Prostatagewebezerstörung benutzt. Freigesetztes Prostatagewebe kann im Gegensatz zu den Lasermethoden auch feingeweblich untersucht werden.
Erste klinische Erfahrungen mit dieser Methode zeigten, dass in bis zu 90 Prozent der Fälle ein Therapieerfolg erzielt werden kann, wobei nur in 15 Prozent der Fälle mit einer postoperativen retrograden Ejakulation zu rechnen ist. Das Verfahren befindet sich derzeit noch in klinischer Erprobung.

Die transurethrale Nadelablation könnte in Zukunft gegenüber der Lasermethode den Vorteil bieten, dass das Prostatagewebe im Anschluss feingeweblich untersucht werden kann.

Wie funktionieren fokussierte Ultraschall-Therapieverfahren?

Eine der neuesten Entwicklungen auf dem Gebiet der Prostatatherapie ist die fokussierte endoluminale Pyrotherapie (FEPT), die auch »high intensity focused ultrasound induced prostatectomy« (HIFUP) genannt wird. Bei dieser Methode wird über eine in den Enddarm eingeführte Sonde gebündelte (fokussierte) Ultraschallenergie in die Prostata eingestrahlt. Prostatagewebe wird durch die entstehenden hohen Temperaturen (etwa 80 °C) zerstört. Nach der Behandlung können Harnverhalt sowie längere Zeit Blut im Sperma auftreten. Das Verfahren gilt als vielversprechend und befindet sich derzeit in klinischer Erprobung, sodass eine abschließende Beurteilung noch nicht möglich ist.

Wie funktioniert die Verdampfungstherapie der Prostata?

Seit einigen Jahren steht die transurethrale Evaporisation der Prostata (TUEP), die in den USA entwickelt wurde, zur Verfügung. Bei dieser Methode wird eine Rollenelektrode über die Harnröhre bis zur Prostata vorgeschoben und dann mit Hochfrequenzstrom aktiviert. Die hohen Temperaturen im Zielgebiet »verdampfen« Prostatagewebe bis zu einer Tiefe von vier Millimetern. Das Verfahren gilt als gering belastend, vielversprechend und befindet sich noch in klinischer Erprobung. Langzeitergebnisse fehlen noch.

Verdampfungstherapie, Ballonaufdehnung und Stoßwellenbehandlung sind zur Zeit nicht empfehlenswert.

Wie funktioniert die Ballonaufdehnung der Prostata?

Ähnlich wie bei Herzkranzgefäßerkrankungen wurde auch für die verengte Harnröhre bei Prostatavergrößerung eine Aufdehnungsmethode (Prostatadilatation) entwickelt. Mit Hilfe eines aufblasbaren Ballons, der unter Lokalbetäubung in die Harnröhre eingeführt, bis zur Engstelle vorgeschoben und dann mit Luft aufgeblasen wird, kann die Harnröhre wieder durchgängig gemacht werden. Derzeit wird diese Behandlungsmethode nicht empfohlen.

Wie funktioniert die Stoßwellenbehandlung der Prostata?

Dieses Prostata-Therapieverfahren wurde von der so genannten »Badewannen-Behandlung« zur Zertrümmerung von Harnsteinen mit Hilfe von äußerlich erzeugtem und gezielt eingesetztem hochaktivem Ultraschall abgeleitet. Diese Methode wurde bei Patienten mit gutartiger Prostatavergrößerung angewendet, allerdings ohne großen Erfolg. Vermutlich wird sich dieses Verfahren nicht durchsetzen.

Kann eine Prostataoperation zu Impotenz führen?

Nach operativer Behandlung der gutartigen Prostatavergrößerung kommt es nur in seltenen Ausnahmefällen zu Erektionsstörungen oder Potenzproblemen. Potenz beziehungsweise die Erektion unterliegt vielen Faktoren, deren Zusammenspiel eine störungsfreie

WELCHE OPERATIONSMETHODE IST GEEIGNET?

Es kann mitunter schwierig sein, eine Entscheidung für die im Einzelfall geeignete Operationsmethode zu treffen. Versuchen Sie zusammen mit Ihrem Arzt, die richtige Therapie zu finden. Lassen Sie sich genügend Zeit für Ihre Entscheidung: Prostataerkrankungen entwickeln sich sehr langsam. Nutzen Sie das Serviceangebot dieses Ratgebers, um den richtigen Therapeuten zu finden, der die richtige Methode beherrscht. Bleiben Sie hartnäckig und geben Sie nicht auf, wenn Sie zunächst Enttäuschungen erleben sollten.

Sexualfunktion gewährleisten: Sexuelle Lust (Libido), Orgasmusfähigkeit, allgemeiner Gesundheitszustand, vegetative und zahlreiche psychische Einflüsse. Man könnte vorsichtig formulieren, dass Männer nach einer Prostataoperation so potent oder impotent bleiben, wie sie es vorher waren – dass also der Störeinfluss eines Prostataeingriffs auf die Sexualfunktion des betroffenen Mannes gering einzuschätzen ist.

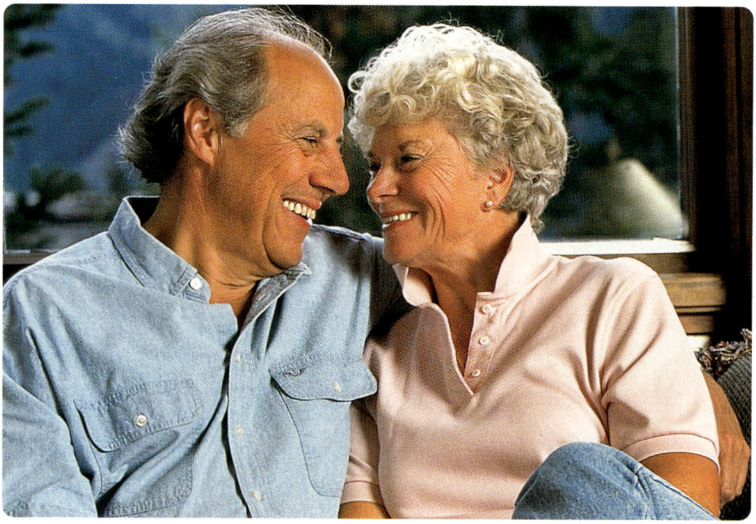

Die operative Behandlung einer gutartigen Prostatavergrößerung wirkt sich in der Regel nicht negativ auf das Sexualleben aus.

Kann eine Prostataoperation zu Störungen der Sexualfunktion führen?

Die Wissenschaft kann keine umfassende oder zufriedenstellende Antwort auf die Fragestellung anbieten, ob Prostataoperationen die männliche Sexualität tatsächlich stören. Denkbar ist lediglich, dass im Verlauf eines operativen Eingriffs ein der Prostatakapsel anliegendes Gefäßnervenbündel verletzt oder zerstört wird, was zu Störungen der Sexualfunktion beitragen kann. Die Häufigkeit einer solchen Komplikation nach einer endoskopischen TURP oder nach einem offenen chirurgischen Eingriff wird unterschiedlich angegeben: Höchstens etwa 10 Prozent aller behandelten Männer soll ein solches Schicksal treffen.

KOMPLEXE SEXUALBIOLOGIE: PSYCHE UND PROSTATA

Ursache von Erektionsstörungen können psychische oder körperliche Belastungen sein. Jede Operation oder Krankheit ist als außerordentliche körperliche Belastung einzustufen, die zu Erektionsstörungen beitragen kann.

- *Psychische Einflüsse als Ursache von Erektionsstörungen sind nicht ungewöhnlich. Wie die Prostata auf solche Einflüsse reagiert, ist weitgehend unbekannt.*
- *Ob alternative Therapieverfahren, etwa hitzeerzeugende Operationen, zur Behandlung von Prostataerkrankungen eine größere Sicherheit für die Erhaltung der Sexualfunktion anbieten können, ist derzeit noch nicht ausreichend untersucht.*
- *Es ist bislang unklar, ob Sexualfunktionsstörungen eine »normale« Begleiterscheinung des männlichen Alterungsprozesses sind oder ob nicht vielmehr der Störeinfluss gesellschaftlicher Tabus, beispielsweise gegenüber Sex im Alter, unterschätzt wird. Die Mehrzahl der Männer, die sich Prostataeingriffen unterziehen, ist weit jenseits des 50. Lebensjahres.*

Bleibt die Zeugungsfähigkeit nach einer Prostataoperation erhalten?

Die Zeugungsfähigkeit hat mit der Potenz, das heißt der Fähigkeit, Erektionen zu bekommen, nichts zu tun. Da die Blasenhalsregion nach operativen Prostataeingriffen in der Regel erweitert bleibt, kommt es in der Mehrzahl der Fälle zur so genannten retrograden Ejakulation: Der Samenerguss erfolgt aufgrund der fehlenden Abdichtung der Harnröhre gegenüber der Harnblase meist »nach rückwärts« in die Blase. Die Samenflüssigkeit fließt dann vollständig oder teilweise in die Blase. Dies führt in der Regel zur Zeugungsunfähigkeit, da befruchtungsfähige Samenfäden ihr Ziel, die weibliche Eizelle, nicht erreichen. Vor allem bei jüngeren Männern stellt diese Operationsfolge ein ernstes Problem dar. Sollte ein dringender Kinderwunsch vorliegen, lassen Sie sich vom Urologen darüber beraten, ob nicht vor dem Eingriff eine Samenspende, die in einer Samenbank aufbewahrt werden kann, sinnvoll ist.

Expertentipp

Geduld und Ausdauer führen zum Therapieerfolg! Je früher und konsequenter eine Therapie der gutartigen Prostatavergrößerung im Anfangsstadium durchgeführt wird, desto größer sind die Erfolgsaussichten der Behandlung, wobei sich das Risiko für eine spätere Operation deutlich verringern kann. Bringen Sie genügend Geduld für die Behandlung auf!

Mögliche Therapiepläne bei gutartiger Prostatavergrößerung

Die empfehlenswerten Therapiestrategien bei gutartiger Prostatavergrößerung (BPH) orientieren sich in der Regel an den vorliegenden Beschwerden. Mit Hilfe des Prostata-Symptomscores (IPSS) verschafft man sich zunächst einen Überblick über den Schweregrad der BPH. Die stadiengerechte Behandlung könnte dann so aussehen:

- BPH-Stadium I

  Das Anfangsstadium der gutartigen Prostatavergrößerung führt zu leichteren Beschwerden beim Wasserlassen. Eine Umstellung des Lebensstils (Ernährung, körperliche Bewegung) sowie eine verträgliche und nebenwirkungsarme Therapie mit pflanzlichen Prostatamitteln oder Alpha-Rezeptoren-Blockern ist dann empfehlenswert. Stellt sich diese Behandlungsstrategie als unzureichend heraus, ist möglicherweise eine medikamentöse Langzeittherapie mit Finasterid sinnvoll, die zur Verkleinerung der Vorsteherdrüse beiträgt.

- BPH-Stadium II
  Im Stadium mittelschwerer Prostatabeschwerden stehen Symptome durch Restharnbildung im Vordergrund. Die derzeit beste und sicherste Therapiemaßnahme ist die endoskopische TURP, deren Erfolgsaussichten gut belegt sind. Bei einem erfahrenen Operateur ist das Operationsrisiko meist gering, es ist nur eine lokale Betäubung erforderlich, und Erektionsstörungen sind in der Regel nicht zu erwarten. Die retrograde Ejakulation ist jedoch eine häufige postoperative Begleiterscheinung der TURP. Patienten, die ein geringeres Risiko bei geringerer Wirksamkeit bevorzugen, haben die Möglichkeit, sich für schonendere Verfahren (Lasertherapie, Prostataschlitzung) zu entscheiden. Bei Bedarf oder Unwirksamkeit sind diese Eingriffe wiederholbar oder können mit einer TURP kombiniert werden.
- BPH-Stadium III
  Zu massiven Beschwerden im BPH-Endstadium sollte es eigentlich aufgrund der schon länger bestehenden Beschwerden erst gar nicht kommen. Ist die Vorsteherdrüse jedoch sehr groß – beispielweise mit 100 Gramm etwa fünffach vergrößert –, könnte im schlimmsten Fall eine offene operative Ausschälung der Prostata in Vollnarkose mit vorheriger Eigenblutspende erforderlich sein. Dies trifft dank der verbesserten Prostatadiagnostik heute nur noch selten zu. In sehr seltenen Spezialfällen kommen auch kostspielige Prostataimplantate in Frage.

Vorsicht !

Therapieerfolge sind bei allen, die gutartige Prostatavergrößerung betreffenden Therapiemaßnahmen erst nach Monaten zu erwarten.

Expertentipp

Manche Patienten werden zu lange konservativ behandelt und zu spät operiert – und bei anderen Patienten wird zu früh operiert. Versuchen Sie mit Hilfe Ihres Urologen, Ihre Prostataerkrankung realistisch einzuschätzen und die richtige Entscheidung zu treffen.

Der Krankenhausaufenthalt bei einem urologischen Eingriff

In der Regel werden empfehlenswerte operative Eingriffe an der Prostata nicht ambulant, sondern in einer Klinik durchgeführt.

- Vor dem Eingriff: Nachdem Sie sich in die Klinik Ihrer Wahl begeben haben, sollten Sie sich vom Narkosearzt (Anästhesist) über die

Anwendung und die Risiken der gewählten Betäubungsart sowie vom operierenden Urologen über die Vor- und Nachteile sowie möglichen Risiken des Operationsverfahrens informieren lassen. Eine Harnweginfektion sollte ausgeschlossen sein. Darüber hinaus dürfen Sie nach der Mahlzeit am Abend vor der Operation bis zur Operation am nächsten Tag nichts mehr essen.

- Während des Eingriffs: Kurz vor Beginn der Operation wird eine Kanüle in die Armvene geschoben, als »venöser Zugang« für Arzneimittel oder Blutersatz. Die Operation selbst dauert etwa 30 bis 60 Minuten. Während der Operation werden bestimmte körperliche Funktionen (Blutdruck, Puls, Atmung) laufend kontrolliert.
- Nach dem Eingriff: In der Regel ist nach der Operation für ein bis drei Tage ein Blasenkatheter in der Harnröhre oder ein dünner Blasenkatheter durch die Bauchdecke erforderlich, über den der Harn abgeleitet wird. Missempfindungen im Wundgebiet der Prostata können noch einige Zeit lang bestehen. Darüber hinaus können die Beschwerden einer Reizblase auftreten. Es gibt jedoch Arzneimittel, die solche Beschwerden lindern.
  Kann die Blase restharnfrei entleert werden, wird auch der Bauchdecken-Katheter entfernt. Blut im Urin ist eine häufige, aber harmlose Begleiterscheinung von Prostataoperationen. Reichliche Flüssigkeitsaufnahme hilft dabei, Restblut aus dem Operationsgebiet auszuspülen. Bei Lasereingriffen kommt es seltener zu Blutungen.
- Zu Hause: Vier bis sechs Wochen lang nach dem Eingriff sollten Sie sich körperlich nicht übermäßig belasten und anstrengende sportliche Aktivitäten vermeiden. Nach Lasereingriffen kann die Rekonvaleszenzphase zwei bis drei Monate dauern. Verzichten Sie während der Abheilungsphase auch auf sexuelle Aktivität. Wenn Fieber, Schüttelfrost, Blutungen oder zunehmende Beschwerden beim Wasserlassen auftreten, sollte umgehend ein Urologe aufgesucht werden.

Expertentipp

Vorsorgeuntersuchungen auch nach Prostataoperationen! Unabhängig von der Art der Operation sollten Sie weiterhin die Prostatakrebs-Vorsorgeuntersuchung in Anspruch nehmen. Kapselgewebe der Prostata verbleibt in jedem Fall im Körper – und Prostatakrebs entwickelt sich bevorzugt in diesen Randbezirken.

Behandlung von Prostatakrebs

Wenn eine Prostatakrebserkrankung frühzeitig erkannt wird, können nach entsprechenden Diagnosemaßnahmen sinnvolle Entscheidungen über die Behandlung der Erkrankung getroffen werden. Bei frühzeitig erkanntem und behandeltem Prostatakrebs bleiben in vielen Fällen die Lebensqualität und die Sexualfunktion erhalten, und ein möglicherweise lebensbedrohliches Fortschreiten der Krebserkrankung wird vermieden.

Die Behandlung von Prostatakrebs ist vom Krankheitsstadium und von der Aggressivität der Tumorzellen abhängig. Bei Prostatakrebs gibt es zahlreiche unterschiedliche Therapiemöglichkeiten:

- Operation
- Strahlen- und Chemotherapien
- Hormon- und Immuntherapien

Für jeden betroffenen Mann muss ein individuell angepasstes Therapiekonzept zusammengestellt werden.

Expertentipp

Der beste Schutz vor Prostatakrebs ist die regelmäßige Teilnahme an der Krebsvorsorgeuntersuchung für Männer.

Was bedeutet TNM und TNM-Klassifikation?

Abhängig davon, wie weit sich der Prostatatumor ausgebreitet hat (= T), ob Lymphknoten von der Krebserkrankung betroffen (= N) und ob bereits Tochtergeschwülste nachweisbar sind (= M), versuchen Mediziner den Schweregrad der Erkrankung beziehungsweise das Krankheitsstadium zu erfassen. Im Einzelfall erfolgt dann eine Einstufung der Krebserkrankung nach dem TNM-Schema, die beispielsweise so aussehen kann:

- T3 heißt, dass sich die Krebserkrankung bereits über die Prostatakapsel hinaus ausgebreitet hat.
- N1 heißt, dass bereits Lymphknoten befallen, jedoch noch nicht sehr stark vergrößert sind.
- M0 heißt, dass noch keine Tochtergeschwülste im Körper nachweisbar sind.

TNM-Klassifikation:

- *T: Ausbreitung des Prostatatumors*
- *N: betroffene Lymphknoten*
- *M: Tochtergeschwülste nachweisbar*

STADIENEINTEILUNG DER PROSTATAKREBS-ERKRANKUNG

- *T1 – Das Prostatakrebsgeschwulst liegt klein und lokal begrenzt am Rand der Drüse.*
  T1a – Weniger als 5 % des Prostatagewebes sind betroffen.
  T1b – Mehr als 5 % des Prostatagewebes sind betroffen.
  T1c – Der Tumor wurde mit Hilfe einer Feinnadel-Biopsie bestätigt.

- *T2 – Das Prostatakrebsgeschwulst liegt noch innerhalb der Drüsenkapsel, ist jedoch so weit vergrößert, dass Beschwerden auftreten.*
  T2a – Ein Prostatalappen ist zur Hälfte oder weniger betroffen.
  T2b – Mehr als die Hälfte eines Prostatalappens ist betroffen.
  T2c – Beide Prostatalappen sind betroffen.

- *T3 – Das Prostatakrebsgeschwulst hat sich über die Drüsenkapsel hinaus ausgebreitet und Gewebe der unmittelbaren Umgebung angegriffen.*
  T3a – Einseitige extrakapsuläre Ausbreitung des Tumors.
  T3b – Beidseitige extrakapsuläre Ausbreitung des Tumors.
  T3c – Tumorbefall der Samenbläschen.

- *T4 – Die Prostata und Nachbarorgane sind von Krebswucherungen betroffen, darüber hinaus sind Tochtergeschwülste (Metastasen [M+]) im Körper nachweisbar.*
  T4a – Tumorbefall des Blasenhalses und/oder des äußeren Blasenschließmuskels und/oder des Enddarms (M+).
  T4b – Tumorbefall der Beckenmuskulatur und/oder des Beckenbodens (M+).

Jede Prostatakrebserkrankung kann in verschiedene Stadien eingeteilt werden, die den jeweiligen Befund genau charakterisieren.

Muss jeder Prostatakrebs operiert werden?

Diese Frage kann derzeit nicht abschließend beantwortet werden. Darüber hinaus wurde diese Frage auch heftig, teilweise mit unsachlichen oder unzureichenden Vorinformationen oder Argumenten öffentlich diskutiert. Diese Diskussionen führten zu ungünstigen Konsequenzen für viele Krebspatienten, da unbegründete Ängste und Fehlinformationen in manchen Fällen eine rechtzeitige und erfolgreiche Therapie verhindert haben.

- Die Medizin geht nach wie vor davon aus, dass die radikale Entfernung der Tumoren die wirksamste und sicherste Therapie bei Prostatakrebs ist.
- Es gibt Prostatakrebsformen, die auf eine Strahlenbehandlung oder auf hormonelle Therapiemaßnahmen gut ansprechen. In solchen Fällen kann auf eine Operation möglicherweise verzichtet werden.
- Insbesondere in den USA gibt es viele Ärzte, die bei manchen Prostatakrebsformen jede operative Therapiemaßnahme ablehnen und nur eine regelmäßige Überwachung der Krebserkrankung empfehlen, im Interesse der Sicherung der Lebensqualität betroffener Männer. Diese abwartende Haltung wird als »wait and see« oder »watchful waiting« bezeichnet.

Lassen Sie sich eingehend beraten, um unbegründete Ängste zu vermeiden! Die Notwendigkeit einer Operation kann im Einzelfall nur unter Berücksichtigung Ihrer individuellen Untersuchungsbefunde bestimmt werden.

Welche Behandlung am besten ist, kann im Einzelfall nur unter Berücksichtigung aller Untersuchungsbefunde nach längerer Beobachtung und von den Betroffenen und ihren Therapeuten gemeinsam entschieden werden.

Prostatakrebs im Frühstadium

Häufig wird eine Prostatakrebserkrankung nach der feingeweblichen Untersuchung bei einer operativen Behandlung der gutartigen Prostatavergrößerung (BPH) entdeckt. Etwa 10 bis 20 Prozent der Patienten trifft dieses Schicksal. Bei solchen Zufallskarzinomen, die dem

Krebsstadium T1 entsprechen, ist in der Regel keine sofortige Behandlung nötig. Abwarten und regelmäßige Kontrollen der weiteren Entwicklung werden empfohlen. Nur in seltenen Fällen, etwa bei zwei bis fünf Prozent der Patienten mit Zufallskarzinom, kommt es zu einem fortschreitenden Krebswachstum, das dann eine weitergehende Behandlung nach sich zieht.
In dieser Situation werden in der Regel eine weitere endoskopische TURP sowie Biopsien an mehreren Stellen der Prostata durchgeführt, die dann feingeweblich untersucht werden. Lassen sich im Rahmen der feingeweblichen Beurteilung noch Krebszellen nachweisen, ist eine Operation empfehlenswert, um einer weiteren Ausbreitung der Krebserkrankung vorzubeugen. Experten schätzen, dass mehr als ein Drittel dieser Patienten von einer weiter fortschreitenden Krebserkrankung bedroht sind.

Wie wird die radikale Prostatakrebsoperation durchgeführt?

Die Radikaloperation bei Prostatakrebs ist ein großer chirurgischer Eingriff, der die Überlebenschancen der Betroffenen deutlich verbessern kann.

Bei der chirurgischen Prostatakrebsoperation (radikale Prostatektomie) erfolgt der Zugang zur Vorsteherdrüse meist über einen Bauchschnitt, gelegentlich auch über einen Dammschnitt. Im Gegensatz zur offenen BPH-Operation werden im Fall einer Prostatakrebserkrankung die gesamte Drüse einschließlich der Prostatakapsel, die Samenblasen und die Lymphknoten im Beckenbereich und im Unterbauch entfernt. Der medizinische Fachbegriff für diese Operation ist Prostatovesikulektomie mit Lymphadenektomie (Lymphknotenentfernung). Sind alle befallenen Gewebeteile entfernt, wird die Harnröhre wieder an den Blasenausgang genäht. Diese Operation ist ein großer chirurgischer Eingriff, der drei bis sechs Stunden dauern und mit großen Blutverlusten verbunden sein kann. Darüber hinaus muss nach der Operation zwei Wochen lang ein Blasenkatheter liegen, um die Nahtregion zu sichern. In zahlreichen Fällen verbessert eine solche aufwendige Operation trotz all der bestehenden Risiken die Überlebenschance der betroffenen Patienten.

Komplikationen und Risiken einer chirurgischen Prostatakrebstherapie

Da Prostatakrebs eine Erkrankung des höheren Lebensalters ist und in diesem Alter andere chronische Erkrankungen (Zuckerkrankheit, Herz-Kreislauf-Erkrankungen) häufig zusätzlich vorliegen, kann die chirurgische Prostatakrebsoperation nicht immer gefahrlos durchgeführt werden. Gelegentlich ist eine Operation überhaupt nicht möglich. Die chirurgische Prostatakrebstherapie belastet den Körper stark, ist mit einer Vollnarkose und möglicherweise zahlreichen Bluttransfusionen verbunden und führt unterschiedlich häufig (in 25 bis 90 Prozent der Fälle, im Durchschnitt bei 60 Prozent) zur Impotenz. Weitere postoperative Komplikationen sind die Inkontinenz (1 bis 20 Prozent der Fälle, im Durchschnitt acht Prozent) sowie Beschwerden durch Narbenbildung an der Nahtstelle und Enddarmverletzungen. Sowohl für die Impotenz als auch die Harninkontinenz stehen zwar heute zahlreiche unterschiedlich wirksame Behandlungsformen zur Verfügung, die Lebensqualität der betroffenen Männer wird sich jedoch mit großer Wahrscheinlichkeit nach einem solchen Eingriff deutlich verschlechtern. Auch endet aufgrund des höheren Lebensalters der Patienten eine Prostatakrebsoperation häufiger tödlich als andere Operationen.

Eine Alternative zur chirurgischen Prostatakrebsoperation kann die TURP-Methode darstellen. Sie ist für den Patienten weniger belastend, die Gefahr von Komplikationen ist geringer.

Ist die TURP auch bei Prostatakrebs sinnvoll?

Die transurethrale (über die Harnröhre) endoskopische Entfernung eines Prostatageschwulsts (TURP) wird am häufigsten bei gutartiger Prostatavergrößerung durchgeführt, da in der Regel die Zentralregion der Vorsteherdrüse betroffen ist. Prostatakrebs kommt jedoch bevorzugt im Rand- oder Kapselbereich der Drüse vor. Bei Prostatakrebs ist deshalb die TURP ein schwieriger Eingriff, den nur wenige Operateure beherrschen. Vergleiche zeigten aber, dass die Prostatakrebs-TURP ähnlich erfolgreich ist wie die radikale Prostatektomie. Der TURP-Eingriff ist darüber hinaus geringer belastend, führt seltener zu unerwünschten Folgeerscheinungen wie Impotenz oder Harninkontinenz und kann bei einer größeren Zahl von Patienten durchgeführt werden. Zur Entfernung der Lymphknoten ist eine zusätzliche endoskopische Operation erforderlich (Lymphadenektomie). Der Behandlungserfolg kann durch eine Blutuntersuchung des prostataspezifischen Antigens (PSA) abgeschätzt werden. Die PSA-Untersuchung gilt als wichtigster Beurteilungmaßstab für den weiteren Verlauf der Erkrankung (Prognose).

Expertentipp

Eigenblutspende vor der Operation! Da bei einer Prostataoperation mit größeren Blutverlusten gerechnet werden muss, wird die Eigenblutspende vor geplanten Eingriffen dringend empfohlen. Risiken wie Unverträglichkeitsreaktionen, Hepatitis- oder HIV-Infektion können bei Fremdbluttransfusionen nicht vollständig ausgeschlossen werden.

Strahlenbehandlung bei Prostatakrebs

Die Bestrahlung der von Krebs befallenen Prostata wird durch die Haut (perkutane Hochvolttherapie) von außen oder als lokale »innere Bestrahlung« durchgeführt. Örtlich begrenztes Krebswachstum kann dadurch gestoppt oder der Tumor insgesamt abgetötet werden. Die Strahlentherapie ist nach einer radikalen Prostataentfernung zusätzlich oder aber als ausschließliche Therapie möglich. Die Erfahrungen mit der Strahlentherapie bei Prostatakrebs zeigen, dass etwa nach ein bis zwei Jahren mit dem vollen Behandlungserfolg gerechnet werden kann. Tochtergeschwülste (Metastasen) reagieren deutlich schneller auf die Strahlenwirkung. In der Regel sind zur Therapiekontrolle feingewebliche Untersuchungen nach Biopsien in viertel- beziehungsweise ganzjährlichen Intervallen notwendig. Die Langzeitverträglichkeit der Strahlentherapie ist gut: Auch acht Jahre nach einer Bestrahlung muss weder vermehrt mit unerwünschten Nebeneffekten am Nieren-Harnweg-System oder im Darmbereich noch mit sexuellen Funktionsstörungen gerechnet werden.

- Perkutane Hochvolttherapie

  Die Bestrahlung der Vorsteherdrüse von außen wird als perkutane Hochvolttherapie bezeichnet. Trotz ständig verbesserter Gerätetechnik und Zielgenauigkeit birgt die Strahlentherapie zahlreiche Risiken: In 13 bis 40 Prozent der Fälle kommt es zu Erektionsstörungen, in bis zu sieben Prozent der Fälle zur Harninkontinenz und in bis zu acht Prozent der Fälle zu chronischen, meist aber nur vorübergehenden Harnblasen- oder Enddarmreizungen. Dennoch sind bleibende Beschwerden nicht auszuschließen.

- Interstitielle Strahlentherapie (Brachytherapie)
  Die Bestrahlung der Vorsteherdrüse von innen wird als interstitielle Strahlentherapie mit so genannten »Seeds« bezeichnet. In die befallene Vorsteherdrüse werden vom Damm aus mit einer Nadel kleinste Strahlungskörperchen (Seeds) eingebracht, häufig benutzt man Jod-125-Seeds. Diese Strahlungsteilchen sind direkt in der krebskranken Drüse wirksam. Strahlenbedingte Nebenwirkungen und Komplikationen sollen bei dieser Strahlentherapie seltener vorkommen als bei äußerlicher Strahlenanwendung.
- Afterloading
  Als Afterloading wird eine Bestrahlungsmethode bezeichnet, bei der Sonden mit einer Strahlungsquelle vom Damm aus in die Vorsteherdrüse eingestochen und dort 10 bis 20 Minuten belassen werden. In der Regel wird Iridium als Strahlungsquelle benutzt.
- Intensitätsmodulierte Strahlentherapie (IMRT)
  Gegenüber einer herkömmlichen Strahlentherapie können mit der IMRT höhere Strahlungsdosen eingesetzt werden, ohne dass gesundes Nachbargewebe geschädigt wird oder vermehrt Störungen der Harnausscheidungsfunktion auftreten. Darüber hinaus ist das Enddarmblutungsrisiko deutlich vermindert.

Die Strahlentherapie ist bei Prostatakrebs in vielen Fällen erfolgreich.

In jedem Fall muss vor der Strahlenbehandlung sichergestellt sein, dass sich keine Krebstochtergeschwülste in Lymphknoten befinden. Dieser Sachverhalt kann nur durch die operative Entfernung der Lymphknoten geklärt werden. Nach einer Strahlentherapie gibt es keine absolute Gewissheit, dass alle Tumorzellen abgetötet wurden. Aus diesem Grund werden nach der Strahlenbehandlung häufiger erneute Krebserkrankungen der Prostata beobachtet als nach der radikalen Prostataentfernung.

Wie kann erneutes Tumorwachstum nach einer Strahlentherapie behandelt werden?

Bei etwa 40 Prozent der Prostatakrebspatienten, die mit Bestrahlung behandelt wurden, kommt es zu einem erneuten Krebswachstum (Tumorrezidiv). Eine kältechirurgische Behandlung (Kryochirurgie) ist offensichtlich in solchen Fällen sehr erfolgreich: Bei 97 Prozent der Betroffenen sinken die PSA-Werte unter 4 ng/ml, und zwei Drittel haben nach dem kryochirurgischen Eingriff kein oder weniger als 0,1 ng/ml PSA im Blut.

Wie kann Prostatakrebs im fortgeschrittenen Stadium T2 behandelt werden?

Wenn eine Prostatakrebserkrankung im Stadium T2 festgestellt wird, befindet sich der Tumor zwar noch innerhalb der Prostatakapsel, ist jedoch so weit vergrößert, dass er bei der Fingeruntersuchung getastet werden kann und meist auch Beschwerden verursacht. Ergibt auch die feingewebliche Untersuchung krebsartige Zellveränderungen, empfiehlt sich die chirurgische Radikaloperation der Prostata als sicherste Therapiemaßnahme. Die Entscheidung für eine Operation ist jedoch von einigen Faktoren abhängig:

- Eine Operation nach dem 84. Lebensjahr wird in der Regel nicht empfohlen, da Prostatakrebs in dieser Altersklasse nur sehr langsam wächst.
- Ist das Operationsrisiko aufgrund eines schlechten Allgemeinzustands oder aufgrund von Begleiterkrankungen erhöht, wird meist eine Strahlenbehandlung bevorzugt.

Zeigt sich während der Operation, dass bereits Lymphknoten von Krebszellen befallen sind, werden im weiteren Verlauf auch die Lymphknoten und die Samenblasen entfernt. Diese Patienten müssen sich anschließend einer Hormonentzugstherapie unterziehen. Möglicherweise muss vor einer Prostataradikaloperation entweder eine chemische oder chirurgische Kastration erwogen werden. Die chirur-

★ Expertentipp

Für Prostatakrebspatienten, die aus persönlichen oder religiösen Gründen eine Operation ablehnen, und für Patienten, die aus unterschiedlichen Gründen, etwa wegen Ihres hohen Alters, nicht operiert werden können, ist die Strahlentherapie eine sinnvolle Behandlungsalternative.

gische Hodenentfernung (Kastration) wird dann zusätzlich im Verlauf der Prostataoperation vorgenommen. Über die Vor- und Nachteile beider Kastrationsverfahren müssen die Patienten ausführlich informiert werden.

Wie kann Prostatakrebs im fortgeschrittenen Stadium T3 oder T4 behandelt werden?

In weiter fortgeschrittenen Prostatakrebsstadien sind bei etwa der Hälfte der Betroffenen Krebszellen in Lymphknoten nachweisbar. In drei Viertel der Fälle muss damit gerechnet werden, dass innerhalb von fünf Jahren Tochtergeschwülste, meist im Knochensystem, auftreten. Ob eine Radikaloperation der Prostata oder eine Bestrahlung sinnvoll ist, kann nur im Einzelfall beurteilt werden. Liegen jedoch bereits nachweisbare Tochtergeschwülste im Knochensystem oder der Lunge vor, kommt in der Regel nur eine Hormonentzugsbehandlung beziehungsweise die Testosteronblockade in Frage.

Wie bei anderen Krebserkrankungen kann auch bei Prostatakrebs im fortgeschrittenen Stadium eine Chemotherapie durchgeführt werden. Bei der Chemotherapie töten giftige Substanzen (Zytostatika) die Krebszellen ab. Leider sind diese Substanzen auch für gesunde Körperzellen giftig und mit belastenden Nebenwirkungen verbunden. Hierzu zählen vorübergehender Haarausfall, starke Übelkeit, Erbrechen und allgemeine Erschöpfungszustände.

Expertentipp

Wenn bei Männern mit Prostatakrebs nach der radikalen Entfernung des Tumors unmittelbar anschließend eine Hormonblockade-Behandlung durchgeführt wird, ist ihre Überlebenswahrscheinlichkeit fünfmal höher.

Was ist eine Hormonblockade bei Prostatakrebs?

Das männliche Geschlechtshormon Testosteron fördert das Wachstum von Prostatakrebs. Krebswachstum im Frühstadium und in fortgeschrittenen Stadien, wenn Krebsgeschwulste in den Lymphknoten oder anderen Körperbereichen entstehen, wird durch Testosteron begünstigt. Etwa 95 Prozent der gesamten Testosteronmenge im Körper werden im Hoden und etwa fünf Prozent in der Nebennierenrinde gebildet. Die Nebennieren produzieren darüber hinaus Testosteronvorstufen, die in wirksames Testosteron umgewandelt werden können. Aus diesem Grund wurden verschiedene Verfahren zur Blockade der Testosteronaktivität im Körper entwickelt.

- Als wirksamste und sicherste, aber gleichzeitig auch radikalste Methode gilt die chirurgische Entfernung von Hodengewebe (Orchiektomie), das männliches Geschlechtshormon produziert.
- Als »chemische Kastration« bezeichnet man die Anwendung von Substanzen, die bestimmte »Gehirnhormone« blockieren und dadurch eine Testosteronproduktion in den Hoden verhindern.
- Eine weitere Möglichkeit sind Wirkstoffe, die die Aufnahme von Testosteron in Prostatazellen blockieren, so genannte Antiandrogene, zu denen auch das weibliche Geschlechtshormon Östrogen gehört.

Die Aktivität von Testosteron kann durch Entfernung von Hodengewebe, durch chemische Kastration oder durch Antiandrogene blockiert werden.

Ist eine operative Therapie des Prostatakrebses unmöglich oder haben sich bereits Tochtergeschwülste (Metastasen) im Körper gebildet, kann mit der Testosteronblockade die weitere Ausbreitung der Krebserkrankung und der Metastasen verhindert werden. In vielen Fällen gelingt mit dieser Behandlung eine Lebensverlängerung, die allerdings meist mit einer schlechteren Lebensqualität verbunden ist.

Was geschieht bei einer operativen Hodenentfernung?

Die chirurgische Entfernung von Hodengewebe (chirurgische Kastration) bei fortgeschrittenem Prostatakrebs gilt als zuverlässigste Form der Testosteronblockade. Nach Einschnitten rechts und links am Hodensack wird das Hodengewebe entfernt, die Hodenhüllen bleiben erhalten (subkapsuläre Orchiektomie). Der Eingriff kann auch unter lokaler Betäubung durchgeführt werden und führt in der Regel nicht zu unerwünschten Komplikationen.

Nach der Hodenentfernung kommt es innerhalb weniger Stunden zur Impotenz, die nicht mehr rückgängig gemacht werden kann. Diese »Kastration« ist für Betroffene psychisch schwer belastend, da die

sexuelle Lustempfindung und die Erektionsfähigkeit verloren gehen. Darüber hinaus können Beschwerden auftreten, die den Beschwerden von Frauen in den Wechseljahren entsprechen, etwa Hitzewallungen oder Depressionen.
Als kosmetischer Ersatz können gelatineartige Kugeln in die Hodenhülle als Prothese (Hodenhülsen) eingesetzt werden. Damit wird ein normales Aussehen der Hoden erreicht. Nach der Hodenentfernung muss das in der Nebenniere produzierte Testosteron zusätzlich mit Hilfe von Antiandrogenen (etwa Östrogen) blockiert werden. Insgesamt erwies sich diese radikale Vorgehensweise als erfolgreich: Die Patienten lebten länger, und das Krebswachstum war meist gestoppt.

Die operative Hodenentfernung führt zu Impotenz. Nach dem Eingriff kann es außerdem zu Hitzewallungen oder Depressionen kommen. Bei fortgeschrittenem Prostatakrebs gilt diese Operation jedoch als zuverlässigste Form der Testosteronblockade.

Wie funktioniert die Hormonblockade mit LH-RH-Analoga?

Die so genannte »chemische Kastration« wird mit synthetischen Substanzen durchgeführt, die dem natürlichen Hormon LH-RH nachempfunden sind. LH-RH bewirkt in der Hirnanhangsdrüse (Hypophyse) die Produktion der Hormone LH und FSH. LH-RH-Analoga blockieren die Produktion von LH und FSH. Dadurch ist auch die Produktion von Testosteron nicht mehr möglich. Nach einigen Wochen kommt es genau wie bei der chirurgischen Kastration zu Impotenz und Libidoverlust. Allerdings können diese Kastrationsfolgen durch Absetzen der LH-RH-Analoga wieder rückgängig gemacht werden. Die Nebenwirkungen dieser Behandlung sind weniger stark ausgeprägt als bei Antiandrogenen. Patienten müssen die kostspielige Therapie mit LH-RH-Analoga mit Tabletten, Spritzen oder als Nasenspray regelmäßig durchführen. Chemische und chirurgische Kastration sind in vergleichbarem Maße erfolgreich.

Wie funktioniert die Hormonblockade mit Antiandrogenen?

Antiandrogene sind Substanzen, die die Aufnahme von körpereigenem männlichem Geschlechtshormon (Testosteron) in Prostatazellen blockieren. Solche Mittel führen bei etwa einem Viertel der betroffenen Männer zu einer Schwellung der Brustdrüsen (Gynäkomastie). Diese Mittel werden entweder ausschließlich (Monotherapie) oder zur Ergänzung einer chemischen oder operativen Hormonentzugstherapie eingesetzt.

LH-RH-Analoga blockieren die Produktion von LH und FSH; dadurch ist auch die Produktion von Testosteron nicht mehr möglich.

LH-RH-ANALOGA UND ANDERE HORMONE

- *FSH = Follikelstimulierendes Hormon, das in der Hirnanhangsdrüse gebildet wird und bei der Frau die Follikelreifung beziehungsweise beim Mann die Spermienreifung und die Entwicklung der Hodenkanälchen stimuliert.*
- *LH = Luteinisierendes Hormon, ein Botenstoff der Hirnanhangsdrüse, der in den Hoden die Produktion von Testosteron anregt.*
- *LH-RH = Luteinisierendes Hormon Releasing Hormon ist ein Botenstoff des Zwischenhirns, der in der Hirnanhangsdrüse die Bildung des Luteinisierenden Hormons bewirkt.*
- *LH-RH-Analoga sind Substanzen, die genau wie das LH-RH an die LH-RH-Bindungsstellen der Hirnanhangsdrüse passen und diese für das körpereigene LH-RH unempfindlich machen. Daraufhin geht die Bildung des LH in der Hirnanhangsdrüse vollständig zurück.*

Auch Östrogen, das weibliche Geschlechtshormon, kann die Produktion von Testosteron hemmen und zur Verkleinerung der Prostata beziehungsweise zur Verlangsamung des Tumorwachstums beitragen. Aufgrund unerwünschter Nebeneffekte auf Herz und Kreislauf werden Östrogene derzeit seltener eingesetzt.

Wann ist eine Chemotherapie sinnvoll?

Im Vergleich zu operativen und hormonellen Therapieverfahren spielt die Chemotherapie bei Prostatakrebs nur eine untergeordnete Rolle. Ein Versuch mit Zellgiften (Zytostatika) kommt in der Regel dann in

Frage, wenn die Tumorzellen nicht mehr auf hormonaktive Substanzen (Hormonentzugstherapie) reagieren oder selbst eine Strahlenbehandlung unwirksam ist.

Als vielversprechender, bei Prostatakrebs wirksamer Therapieansatz gilt die chemotherapeutische Substanz Mitoxantron (Novantron), die zunächst mit Erfolg zur Schmerzbehandlung bei fortgeschrittenem Prostatakrebs eingesetzt worden war. Erste Studien ergaben, dass durch Mitoxantron in Verbindung mit Kortikoiden die Blutspiegel des prostataspezifischen Antigens (PSA) gesenkt werden können. Etwa ein Drittel der Krebspatienten mit ansteigenden PSA-Werten und Tumorschmerzen könnte von einer Behandlung profitieren.

Die Chemotherapie ist bei Prostatakrebs weniger gut wirksam als bei anderen Krebsformen. Als vielversprechend gilt die Behandlung mit Mitoxantron.

Welche Kontrolluntersuchungen sind nach Prostatakrebstherapien erforderlich?

Nach jeder Prostatakrebsbehandlung sind regelmäßige Kontrollen des weiteren Verlaufs der Erkrankung beziehungsweise des Therapieerfolgs sinnvoll.

- Im ersten und zweiten Jahr nach der Krebstherapie werden im Abstand von drei Monaten eine klinische Untersuchung, Laboruntersuchungen einschließlich des PSA-Werts im Blut sowie Ultraschalluntersuchungen der Prostata, der Nieren und der Harnblase durchgeführt. Im dritten bis fünften Jahr nach einer Therapie erfolgen diese Untersuchungen alle sechs und ab dem fünften Nachbeobachtungsjahr alle zwölf Monate.
- Eine Röntgen-Aufnahme der Lungen (Röntgen-Thorax) wird zusätzlich nach einem Jahr angefertigt.
- Ein Knochenszintigramm zur Kontrolle möglicher Absiedelungen von Krebstumoren im Skelett ist nur dann sinnvoll, wenn der PSA-Wert größer oder gleich 20 Nanogramm pro Milliliter im Blut beträgt. Liegt der PSA-Wert über 30 Nanogramm pro Milliliter, ist in erster Linie eine CT- oder NMR-Untersuchung des Beckens angebracht.

Mit welchen Folgeerscheinungen muss nach einer Prostatakrebstherapie gerechnet werden?

Eine Prostatakrebstherapie führt häufig zu Folgeerscheinungen, die den Lebensstil und die Lebensqualität der betroffenen Männer deutlich verändern oder auch schwer belasten können. Die wichtigsten Folgeerscheinungen, die allerdings in unterschiedlicher Häufigkeit entsprechend dem benutzten Therapieverfahren vorkommen können, sind Harnweginfektionen, Zeugungsunfähigkeit, Erektionsschwäche (Impotenz), Verlust des sexuellen Verlangens (Libidoverlust), unwillkürlicher Harnabgang (Inkontinenz), Enddarmverletzungen, Tumorschmerzen und zahlreiche meist länger bestehende psychische Beschwerden (Depression, Antriebsschwäche). Da Prostatakrebs eine lebensbedrohliche Erkrankung ist, müssen solche therapiebedingten Späteffekte häufig in Kauf genommen werden. Allerdings stehen für die meisten therapiebedingten Folgeerscheinungen wirksame Behandlungsmöglichkeiten zur Verfügung.

! Vorsicht

Alarmsignal PSA! Wird bei Patienten nach einer radikalen Prostataentfernung ein PSA-Wert festgestellt, der größer als 0 Nanogramm pro Milliliter ist, sind eine CT- oder NMR-Untersuchung des Beckens und ein Knochenszintigramm zur Kontrolle notwendig.

Beratung und Hilfe bei Prostatakrebs

Die beste Hilfe für einen Mann mit Prostatakrebs ist das Vertrauen, die Liebe, die Solidarität und die Unterstützung durch einen Partner oder eine Partnerin. Voraussetzung ist in jedem Fall das offene und ehrliche Gespräch über die Krebserkrankung sowie alle Fragen und Probleme, die damit in Verbindung stehen. Scheuen Sie sich nicht, auch Bereiche, die die Intimität, die Sexualität und das sexuelle Selbstverständnis berühren, mit Ihrem Partner zu besprechen. Tabuisierung und falsche Scham verhindern in vielen Fällen sachgemäße und sinnvolle Information, führen gelegentlich zu falschen oder sinnlosen Behandlungen und drängen darüber hinaus Betroffene häufig ins gesellschaftliche Abseits. Krankheit und Tod sind die am stärksten verdrängten Themen unserer auf Jugendlichkeit um jeden Preis gerichteten Zeit.

Vertrauensbildung und Informationsangebote

Prostatakrebspatienten sollten ihr Schicksal nicht klaglos hinnehmen, sondern Eigeninitiative entwickeln und für die eigene Lebensqualität und Lebensfreude kämpfen. Es gibt viele Männer mit Prostatakrebs, die es geschafft haben, trotz ihrer Erkrankung oder nach belastenden Behandlungen Selbstvertrauen zurückzugewinnen und ihre Krankheit erfolgreich zu meistern.

Menschen mit Prostatakrebs gibt es in allen Ländern der Erde. Nutzen Sie das Internet zur Kontaktaufnahme und zum Informationsaustausch.

- Suchen Sie sich einen urologisch erfahrenen Arzt, dem Sie vertrauen. Wenn Sie sich von Ihrem Arzt nicht verstanden fühlen, wechseln Sie den Arzt. Stehen Sie Diagnosen durchaus kritisch gegenüber: Diagnose und Therapie müssen immer auf den Einzelfall individuell abgestimmt sein. Misstrauen Sie Heilversprechen und lautstarken Erfolgsmeldungen. Lassen Sie, wenn Sie Zweifel haben, Diagnosen und Befunde von einem weiteren Arzt prüfen.
- Informieren Sie sich über Ihre Erkrankung und mögliche Therapien. Es gibt heute zahlreiche, auch für medizinische Laien gut verständliche Bücher zum Thema. Sie vermeiden dadurch, dass etwa unsinnige, unangemessene oder belastende Behandlungen zu schnell bei Ihnen durchgeführt werden. Zudem wissen Sie besser über Risiken und mögliche Nebenwirkungen bestimmter Therapien Bescheid.
- Treffen Sie keine schnellen Entscheidungen. Gerade bei Prostatakrebs, der sich sehr langsam entwickelt, werden Sie in der Regel genügend Zeit haben, sich über die für Sie in Frage kommenden Möglichkeiten zu orientieren.
- Nehmen Sie Kontakt zu Selbsthilfegruppen und anderen Betroffenen auf. Suchen Sie den Erfahrungsaustausch. Benutzen Sie die neuen Informationstechnologien, etwa das Internet. Prostatakrebspatienten gibt es in allen Ländern der Erde, vor allem in westlichen Industriestaaten. Das Internet erlaubt den Informationsaustausch mit Betroffenen in aller Welt und ermöglicht die schnelle Wissenvermittlung über neue Therapien oder Therapiefortschritte und die Erfahrungen, die Betroffene damit gemacht haben.

Behandlung von Impotenz

Impotenz ist die Unfähigkeit, eine für den Geschlechtsverkehr ausreichende Gliedversteifung (Erektion) zu erreichen beziehungsweise zu erhalten. Es muss jedoch betont werden, dass Potenz, also die männliche Fähigkeit, erfolgreichen Geschlechtsverkehr auszuüben und zum Orgasmus mit Samenerguss (Ejakulation) zu kommen, auf einem komplizierten, noch nicht vollständig geklärten, körperlich-psychischen Wechselspiel beruht. Darüber hinaus ist nicht zu erwarten, dass bei schon bestehenden Erektionsstörungen eine wesentlich andere Situation nach einer Prostataoperation vorliegen wird.

Erektionsstörungen können als Folge der radikalen Prostataentfernung (Prostatektomie) nicht ausgeschlossen werden, da das gesamte Krebsgeschwulst entfernt werden muss und operationsbedingt für die Erektion wichtige Nerven geschädigt werden können. Erektionsschwäche und der Verlust des sexuellen Verlangens (Libidoverlust) sind gewöhnlich Folgen der chirurgischen Hodenentfernung, der Therapie mit LH-RH-Analoga und einer Antiandrogenbehandlung. Auch eine Strahlenbehandlung kann zu Impotenz führen. Wird die Produktion des männlichen Geschlechtshormons blockiert, verursacht dies in der Regel auch ein Erlöschen der männlichen Sexualfunktion – ein massiv belastendes Ereignis für jeden betroffenen Mann. Immerhin stehen derzeit zahlreiche wirksame Therapiemöglichkeiten gegen Impotenz zur Verfügung.

Expertentipp

Das Internet bietet eine gute Möglichkeit für alle Prostatakrebspatienten, Kontakt mit anderen Betroffenen weltweit aufzunehmen und aktuelle Informationen über Diagnose und Therapie zu erhalten. Wenn Sie keinen Zugang zum Internet haben, fragen Sie in Ihrem Bekanntenkreis nach; Sie werden sicher jemanden finden, der Ihnen behilflich ist.

Welche Penisprothesen gibt es?

Eine erfolgreiche Möglichkeit, trotz Impotenz Geschlechtsverkehr haben zu können, ist die Einpflanzung (Implantation) von Penisprothesen. Es gibt aufblasbare Prothesen (Penispumpen), biegsame und teilbiegsame (semirigide) Penisprothesen. Ein Vorteil der aufblasbaren Penisprothesen ist die nach Bedarf herstellbare Erektion, wohingegen bei den anderen Prothesenmodellen eine Dauersteife des Penis vorliegt. Biegsame und teilbiegsame Prothesen können leicht eingesetzt werden, sind preisgünstiger als Penispumpen und geringer komplikationsbelastet.

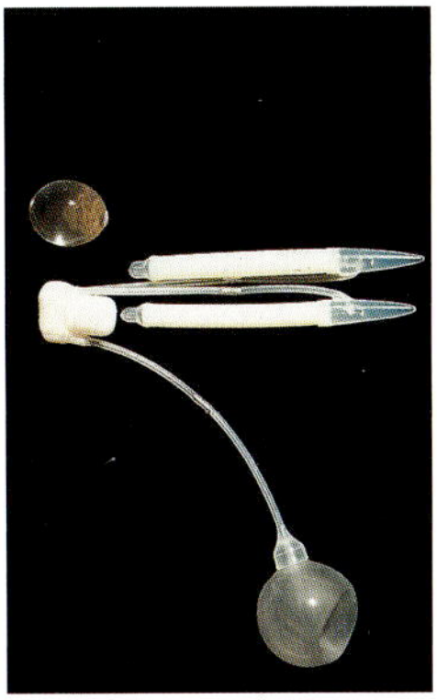

Aufblasbare Penisprothesen lassen sich nach Bedarf nutzen.

Wie funktionieren Erektionsstützen?

Mit so genannten Erektionsstützen kann gleichfalls eine ausreichende Gliedversteifung erreicht werden. Dieses Hilfsmittel wird wie ein Kondom über den Penis gezogen. Dann wird durch einen Schlauch ein Saugeffekt hergestellt, wobei der Penis durch den entstehenden Unterdruck in die Erektionsvorrichtung hineinrutscht und sich aufrichtet. Ein über den Penisschaft gestreifter Ring verhindert ein Nachlassen der Erektion. Nach dem Geschlechtsverkehr wird der Ring vom Penis gezogen, und die Erektion lässt nach.

Wie funktioniert die SKAT-Behandlung?

Eine wirksame Erektion kann auch durch Selbsteinspritzung gefäßaktiver Substanzen (Papaverin, Phentolamin und Prostaglandin) in den Penis vor dem geplanten Geschlechtsverkehr erreicht werden. Man nennt dies SKAT-Behandlung. Der Penis bleibt durch eine solche Maßnahme längere Zeit steif. SKAT sollte nur zweimal wöchentlich benutzt und nicht überdosiert werden. Es besteht auch das Risiko gefährlicher Dauererektionen (Priapismus) und möglicher unerwünschter Spätfolgen.

Gibt es wirksame potenzfördernde Arzneimittel?

Für Prostatakrebspatienten mit Erektionsstörungen können möglicherweise auch spezielle, die Penisdurchblutung anregende Arzneimittel zur oralen Einnahme sinnvoll eingesetzt werden. Hierzu gehört vor allem Sildenafil, das unter dem Namen Viagra zu einem der erfolgreichsten Arzneimittel aller Zeiten wurde. Aber auch neue Substanzen zur Behandlung von Erektionsstörungen wie Apomorphin werden demnächst zur Verfügung stehen.

Behandlung von Inkontinenz

Nach Prostatakrebsoperationen und Bestrahlungen sowie nach Operationen aufgrund einer gutartigen Prostatavergrößerung kann es zu unwillkürlichem Harnabgang kommen, der entweder nur vorübergehend oder aber dauerhaft auftritt. Am häufigsten ist die Belastungs- oder Stressinkontinenz. Es handelt sich dabei um unfreiwilligen Harnabgang unter körperlicher Belastung wie Husten, Pressen oder beim Tragen schwerer Lasten. Dafür gibt es wirksame Therapiemöglichkeiten.

- Vorlagen
  Bei leichter Inkontinenz helfen möglicherweise Vorlagen, die den abgehenden Urin auffangen.
- Beckenbodengymnastik
  Eine der wirksamsten Therapieformen der Stressinkontinenz ist die Beckenbodengymnastik. Der Patient stärkt durch willkürliches Muskelanspannungstraining die Beckenbodenmuskulatur und die Funktion des äußeren Schließmuskels. Betroffene sollten sich von Physiotherapeuten mit dieser wirksamen Therapieform vertraut machen lassen.
- Elektrostimulation
  Durch den Einsatz niedrigfrequenter Stromstöße kann die Beckenbodenmuskulatur zur Aktivität angeregt werden. Diese Therapie, auch in Verbindung mit Beckenbodentraining, ist gelegentlich bei Inkontinenz erfolgreich.
- Künstlicher Schließmuskel
  Bleibt die Inkontinenz trotz Beckenbodenmuskeltraining länger als 12 bis 16 Monate bestehen, sollte darüber nachgedacht werden, ob nicht ein künstlicher Schließmuskel die bessere Lösung ist. Diese implantierbare Apparatur umfasst eine kleine hydraulische Pumpe, eine Manschette zum Harnröhrenverschluss und einen druckregulierenden Ballon.

Inkontinenz ist ein ernstes Problem für den einzelnen Betroffenen. Man kann sie aber mittlerweile durch verschiedene Hilfsmittel und auch durch gezieltes Training in den Griff bekommen.

- Kondomurinal
  Kommt der künstliche Harnschließmuskel nicht in Frage, kann die totale Harninkontinenz mit einem Kondomurinal versorgt werden, das den Harn in einem Behälter am Bein sammelt. Kondomurinale können bis zu 48 Stunden lang getragen werden.

Behandlung von Tumorschmerzen

Bei weit fortgeschrittenen Krebserkrankungen der Prostata, die nicht mehr therapeutisch beeinflusst werden können, bleibt als letzte Möglichkeit in vielen Fällen nur noch die Behandlung mit einer wirksamen Schmerztherapie. Patienten mit chronischem Tumorschmerz können unter Depressionen, Hoffnungslosigkeit, Antriebsschwäche und Schlafstörungen leiden. Solche schweren Befindlichkeitsstörungen sind am besten mit einer kombinierten Schmerzmittel- und Psychotherapie beherrschbar.

Welche Schmerzmittel werden angewendet?

Selbst eine Behandlung mit starken Schmerzmitteln oder auch Psychopharmarka kann der Hausarzt durchführen und kontrollieren. Die Arzneimittel sollten jedoch so eingesetzt werden, dass der Krebspatient eine vernünftige Lebensqualität erwarten kann.

- Morphine
  Zu den wirksamsten Analgetika zählen Morphine (Opiate), die heute mit verzögerter Wirkstofffreisetzung und geringem Suchtpotential zur Verfügung stehen. Einem Patienten mit Tumorschmerzen sollte diese fortschrittliche Schmerztherapie jedoch keinesfalls vorenthalten werden.
- Bisphosphonate
  Hochdosierte Bisphosphonate sind als Erste-Wahl-Medikation und Langzeittherapie geeignet. Bei richtiger Dosierung bleibt die Mehrzahl der Betroffenen bis zum Tod frei von Knochenschmerzen.

Expertentipp

Wenn Sie tumorbedingt an chronischen Schmerzen leiden, sollten Sie dies nicht als unabänderliches Schicksal hinnehmen. Bestehen Sie auf der Verordnung wirksamer Arzneimittel. Sollte Ihr Arzt mit der Verordnung starker Schmerzmittel keine Erfahrung haben, suchen Sie einen speziellen Schmerztherapeuten auf.

Pflanzliche Vorbeugung und Behandlung

Prostataerkrankungen sind ein gutes Beispiel dafür, dass wissenschaftliche und medizinische Fortschritte zum Wohl betroffener Patienten eingesetzt werden können. Darüber hinaus gibt es nach heutigem Wissensstand zusätzlich zahlreiche Möglichkeiten für Männer, entweder einer Prostataerkrankung vorzubeugen oder bei bereits bestehender Prostataerkrankung durch Selbstbehandlung und alternative Behandlungsformen den Krankheitsverlauf mit Erfolg günstig zu beeinflussen.

Heilmittel zur

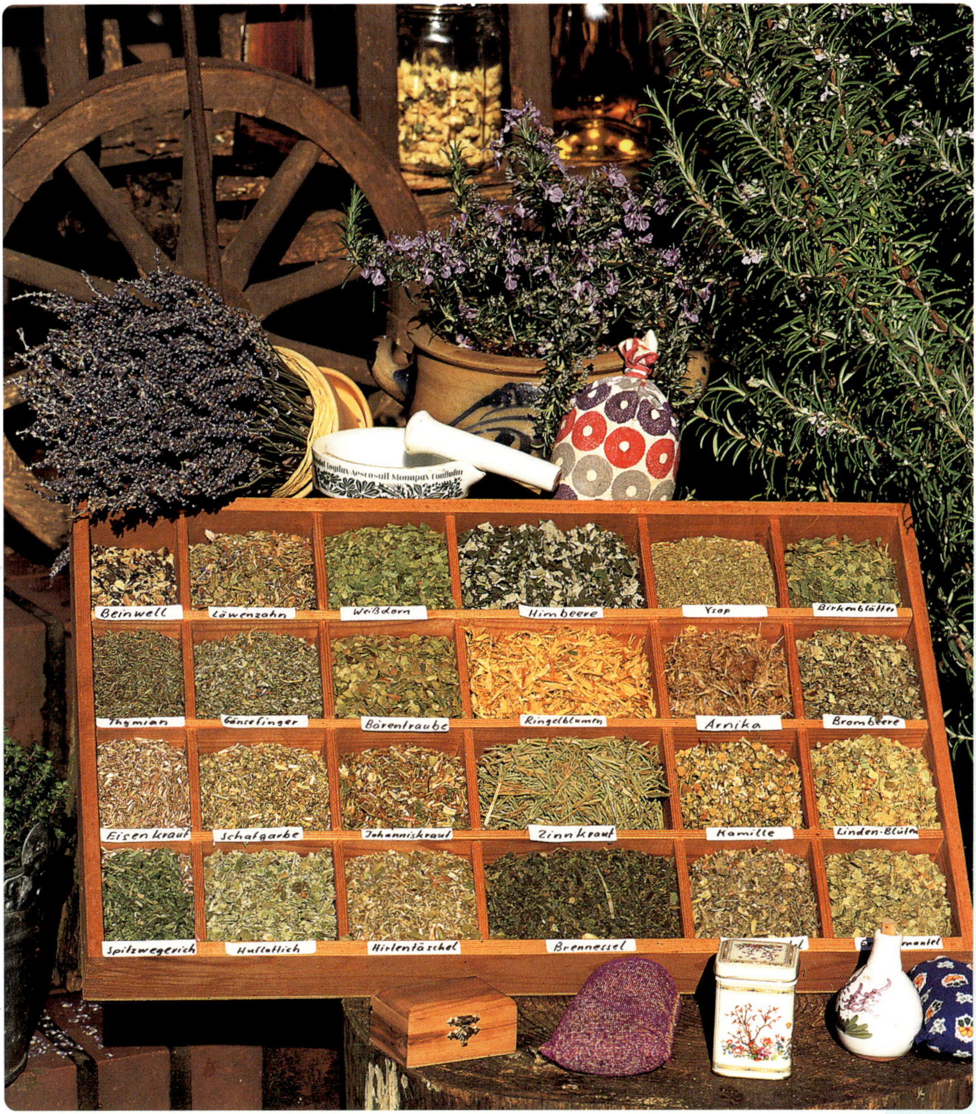

Pflanzliche Heilmittel bei Prostataentzündung

Bei hartnäckiger chronischer Prostatitis kann die Therapie mit pflanzlichen Wirkstoffen eine sinnvolle Alternative darstellen. Die empfohlenen pflanzlichen Wirkstoffe sind auch bei Langzeiteinnahme gut verträglich.

- Pflanzenpollenextrakte
  Pollen enthalten unter anderem Phytosterine, die bei chronisch entzündetem Prostatagewebe günstige Wirkungen entfalten. Ein weiterer wirksamer Polleninhaltsstoff ist die zyklische Hydroxamidsäure, die sowohl das gutartige Wachstum von Prostatazellgewebe als auch Prostatakrebszellwucherungen blockieren kann. Roggenpollenextrakt und Gräserpollenextrakt sind rezeptfrei erhältlich.
- Früchte der Sägepalme (Sabalfrüchte)
  Auch die Früchte der Sägepalme (*Serenoa repens*) können dank ihrer Inhaltsstoffe eine günstige Wirkung bei chronischer Prostatitis erzielen. Sabal-Pflanzenextrakte wirken entzündungshemmend und abschwellend beziehungsweise wachstumshemmend auf Prostatadrüsengewebe.

Die Inhaltsstoffe der Sägepalme sind bei allen Prostatabeschwerden hoch wirksam.

- Durchspülungsbehandlung
  Eine weitere Möglichkeit, den Heilungsprozess bei chronischer Prostataentzündung zu fördern, ist die Behandlung mit desinfizierend wirkenden pflanzlichen Substanzen im Rahmen einer Durchspülungsbehandlung der Harnwege mit reichlich Flüssigkeit. Folgende Arzneipflanzen, meist als Tee zubereitet, können zur Linderung von Prostatitis-Beschwerden beitragen: Ackerschachtelhalmkraut, Bärentraubenblätter, Birkenblätter, Goldrutenkraut, Hauhechelwurzel, Liebstöckelwurzel, Orthosiphonblätter und Queckenwurzelstock. Diese pflanzlichen Heilmittel sind lose in der Apotheke oder als Fertigarzneizubereitung (zum Beispiel Brennnessel-Tee, Nieren-Blasen-Tee) erhältlich.

PHYTOSTERINE BEI CHRONISCHER PROSTATITIS

Wirkstoffe der Kürbispflanze, Brennnessel und Sägepalmenfrüchte enthalten Phytosterine, die entzündungs- und wachstumshemmend auf Prostatagewebe wirken. Mischungen dieser pflanzlichen Wirkstoffe sind eine empfehlenswerte Alternative zur Behandlung der chronischen Prostatitis:

- *Standardisierter Sägepalmenfruchtextrakt, enthalten in Saw Palmetto von Natural Pharma, beeinflusst die Beschwerden einer chronischen Prostatitis günstig.*
- *Saw Palmetto wirkt entzündungshemmend und abschwellend; außerdem hemmt Saw Palmetto Prostatadrüsengewebe im Wachstum.*

Männer, die unter Prostatopathie leiden, können ihre Beschwerden häufig lindern, indem sie körperliche und psychische Belastungen einschränken.

Alternativtherapie bei Prostatopathie

Da bei einer Prostatopathie in der Regel keine Krankheitserreger oder andere körperliche Ursachen nachweisbar sind, ist auch eine Therapie mit Antibiotika nicht sinnvoll. Häufig sind Männer, die körperlich oder psychisch überbelastet sind, von einer Prostatopathie betroffen. Deshalb stehen Lebensstiländerungen, Stressabbau und Entspannungsmaßnahmen als Behandlungsansätze im Vordergrund.

- In erster Linie sollten Betroffene versuchen, übermäßigen psychisch-körperlichen Stress abzubauen. Eine ausgewogene vollwertige Ernährung und regelmäßige körperliche Bewegung (Gymnastik, Wandern, Fitnesstraining, Treppensteigen) wirken ausgleichend und stärken die Abwehrkräfte des Körpers.
- Wenn sehr starke Schmerzen auftreten, können kurzfristig vom Arzt verordnete Schmerzmittel eingenommen werden. In der Regel helfen aber auch beruhigend wirkende pflanzliche Mittel wie Baldrian oder Hopfen. Auch durchblutungsfördernde oder krampflösende pflanzliche Arzneimittel können die Beschwerden lindern.

- Gleichermaßen günstig wirken physikalische Maßnahmen – vor allem Wärmeanwendungen – bei Prostatabeschwerden: ein warmes Sitzbad, ein beruhigendes Vollbad mit Melissenzusatz oder einfach eine Wärmflasche im Bett.
- Entspannungsmaßnahmen sind besonders wichtig. Der Tagesablauf sollte ein ausgewogenes Verhältnis zwischen Arbeits- und Ruhephasen aufweisen. Auch Entspannungstechniken wie Yoga oder autogenes Training können einen wertvollen Beitrag zur Linderung der Beschwerden leisten.
- In manchen Fällen ist eine Psychotherapie bei Prostatopathie sehr erfolgreich, wenn der Betroffene mit unbewältigten Problemen, seelischen Krisen und verdrängten Lebensinhalten zu kämpfen hat.

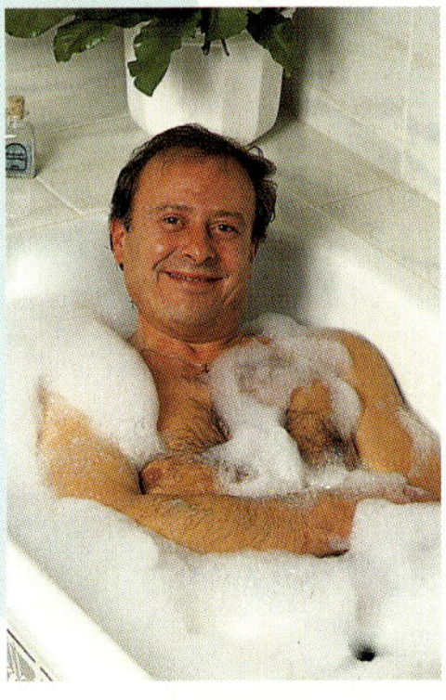

Ein Vollbad mit Melisse lindert die Beschwerden.

Pflanzliche Heilmittel bei gutartiger Prostatavergrößerung

Im Anfangsstadium der gutartigen Prostatavergrößerung (BPH) stehen Beschwerden beim Wasserlassen im Vordergrund, die auf eine durch die Größenzunahme der Vorsteherdrüse bedingte Verengung der prostatischen Harnröhre zurückgehen. Zur Behandlung können zahlreiche pflanzliche Wirkstoffe häufig mit Erfolg eingesetzt werden. Heilpflanzen beeinflussen die Beschwerden bei gutartiger Prostatavergrößerung in unterschiedlichem Umfang. Ihre Wirksamkeit beruht auf unterschiedlichen Wirkprinzipien.

Empfehlenswerte Wirkstoffe zur Behandlung der BPH sind in Extrakten der folgenden Pflanzen enthalten: Brennnesselwurzel, Kürbissamen, Sägepalmenfrüchte und Roggenpollen.

Darüber hinaus gibt es noch die von Pflanzeninhaltsstoffen abgeleiteten Beta-Sitosterine (Phytosterine). Diese pflanzlichen Heilmittel sind meist rezeptfrei erhältlich und können im Rahmen der Selbstmedikation eingesetzt werden, am besten nach Rücksprache mit Ihrem Arzt.

! Vorsicht

Autofahren ist Gift für die Prostata, denn langes Sitzen begünstigt Prostataprobleme. Insbesondere bei Vielfahrern kann sich eine Prostatopathie entwickeln.

Wie wirken Brennnesselwurzelextrakte?

Die Brennnessel (*Urtica dioica*) besitzt zahlreiche Inhaltsstoffe, die bei Prostataproblemen günstig wirken, unter anderem Phytosterine. Der Wirkmechanismus bei BPH ist noch nicht vollständig geklärt. Man geht jedoch davon aus, dass die Brennnessel einen Bluteiweißstoff, das sogenannte Serum-Hormon-bindende Globulin (SHBG), beeinflusst. SHBG transportiert Geschlechtshormone (Testosteron, Östrogen) im Blut und kann sich auch an Prostatazellen binden und das Wachstum von Prostatazellen hemmen. Eine Dosis von zweimal täglich 50 bis 150 Milligramm wird empfohlen. Brennnesselwirkstoffe stehen auch als Kombination mit Wirkstoffen der Sägepalmenfrüchte zur Verfügung, beispielsweise in Kräuterkapseln und Kräutertonikum.

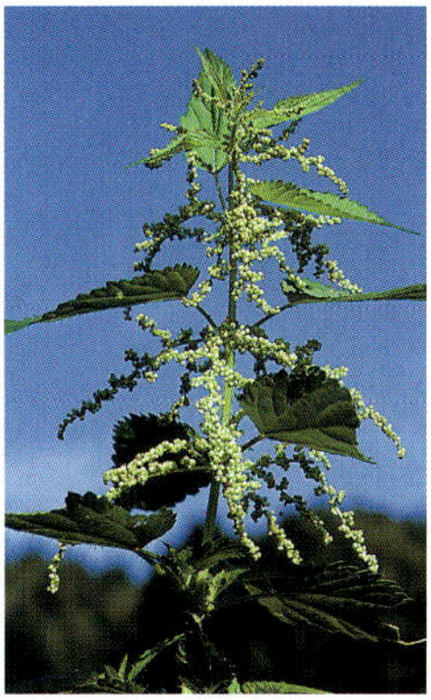

Die Phytosterine der Brennnessel helfen bei zahlreichen Prostatabeschwerden.

Wie wirken Sägepalmenfruchtextrakte?

Die Sägepalme (*Serenoa repens*) ist eine in Nordamerika heimische Zwergpalmenart. Die Inhaltsstoffe von Sägepalmenfrüchten sind bezüglich ihrer Wirkung auf Prostatagewebe gut untersucht. Sägepalmenfruchtextrakte können die Umwandlung des männlichen Geschlechtshormons Testosteron in Dihydrotestosteron (DHT) blockieren und das Wachstum von Prostatagewebe hemmen. Sägepalmenwirkstoffe unterdrücken darüber hinaus offensichtlich auch die Bindung von DHT an Androgenrezeptoren in Prostatazellen, das heißt, sie verhindern, dass Hormonwirkungen im Prostatagewebe auftreten. Auch die Wirkung von weiblichem Geschlechtshormon (Östrogen) auf Prostatagewebe soll durch Sägepalmenwirkstoffe gehemmt werden können. Zusätzlich werden auch Faktoren, die das Wachstum von Prostatagewebe stimulieren, blockiert und Entzündungserscheinungen im Prostatagewebe günstig beeinflusst.
Meist sind Dosierungen von 100 bis 200 Milligramm zweimal täglich gut wirksam. Sägepalmenfruchtextrakte werden seit mehr als zehn Jahren mit Erfolg bei BPH eingesetzt. Ein Vergleich mit synthetischen

Expertentipp

Pflanzliche Prostata-Präparate sind eine sinnvolle und wirksame Therapiemaßnahme im Anfangsstadium der gutartigen Prostatavergrößerung.

Prostatamitteln (Finasterid, Terazosin) ergab, dass Sägepalmenwirkstoffe klinisch vergleichbar wirksam und deutlich besser verträglich sind. Extrakte von Sägepalmenfrüchten aus Wildsammlungen sind in Saw Palmetto von Natural Pharma enthalten.

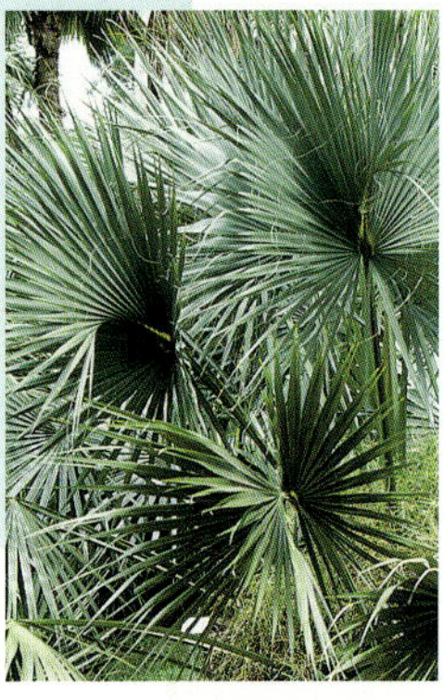

Extrakte aus den Früchten der Sägepalme (Saw Palmetto) können das Wachstum von Prostatagewebe hemmen.

Wie wirken Kürbissamenextrakte?

Extrakte von Kürbissamen (*Cucurbita pepo*) enthalten Fettsäuren und gesundheitsfördernde antioxidativ wirksame Substanzen. Kürbissameninhaltsstoffe können den Blasendruck verringern, die Blasenfunktion verbessern und den Druck auf die Harnröhre senken. Klinische Studien haben nachgewiesen, dass Kürbissamenextrakte bei gutartiger Prostatavergrößerung günstig wirken und gut verträglich sind. Die Anwendung von Kürbissamenextrakten, auch kombiniert mit Sägepalmenfruchtextrakten (etwa in Kräuterkapseln und Kräutertonikum), ist eine empfehlenswerte Therapiealternative bei gutartiger Prostatavergrößerung.

Wie wirken Beta-Sitosterine?

Beta-Sitosterine sind von Pflanzeninhaltsstoffen, den so genannten Phytosterinen, abgeleitete Substanzen, die in Deutschland seit mehr als zehn Jahren bei gutartiger Prostatavergrößerung eingesetzt werden. Sitosterine wirken vor allem entzündungshemmend und können BPH-Beschwerden bessern. Eine sechsmonatige Studie mit 200 BPH-Patienten ergab, dass durch eine Beta-Sitosterin-Therapie die Restharnmenge verringert und die Harnentleerungsfunktion deutlich verbessert wird. Größenveränderungen der Prostata werden jedoch nicht beeinflusst.

Wie wirken Pollenextrakte?

Forschungsergebnisse zeigten, dass mindestens einer der Inhaltsstoffe der Roggenpollen das Wachstum von Prostatazellen blockieren kann: die zyklische Hydroxamidsäure, die auch das Wachstum von

Prostatakrebszellen bremst. Darüber hinaus enthalten Pollenextrakte auch Phytosterine und Flavonoide, die antientzündlich wirken. Pollenextrakte, vor allem Roggenpollenextrakt, werden seit langem mit Erfolg bei Prostataentzündung eingesetzt.

Gibt es noch andere pflanzliche Heilmittel?

Bei gutartiger Prostatavergrößerung werden noch weiteren Heilpflanzen günstige Wirkungen auf Beschwerden durch eine gutartige Prostatavergrößerung zugeschrieben. Diese pflanzlichen Mittel sind entweder in Deutschland nicht verfügbar oder kaum wissenschaftlich untersucht.

Grüner Tee enthält Wirkstoffe, die sich günstig auf eine gutartige Prostatavergrößerung auswirken sollen.

- Pappelextrakt: erscheint derzeit zur BPH-Therapie nicht empfehlenswert.
- Pygeum-Extrakt: *Pygeum africanum* ist eine immergrüne Pflanze, die in Zentral- und Südafrika vorkommt. Zahlreiche Inhaltsstoffe (Beta-Sitosterin, pflanzliche Östrogene, Triterpene) sollen das Wachstum von Prostatagewebe verringern. Pygeum-Extrakte werden vor allem in Frankreich seit mehr als 25 Jahren bei BPH-Patienten eingesetzt.
- Weidenröschen: Als vielversprechende Heilpflanze bei BPH gilt auch Weidenröschen (*Epilobium angustifolium*). Die starken antientzündlichen Eigenschaften und die Wirkungen der Pflanzeninhaltsstoffe (5-Alpha-Reduktase-Hemmung, Tumor- und Virushemmung) bei Nieren-, Blasen- und Prostataerkrankungen werden derzeit wissenschaftlich untersucht.
- Grüner Tee: Soll ebenfalls viele Inhaltsstoffe aufweisen, die sich günstig auf eine gutartige Prostatavergrößerung auswirken. Gegen ein oder zwei Gläser grünen Tee täglich ist sicher nichts einzuwenden.
- Sternengras: Inhaltsstoffe von südafrikanischem Sternengras (*Hypoxis rooperi*) sind in Beta-Sitosterin-Präparaten enthalten. Ob Extrakte dieser Heilpflanze allein bei BPH sinnvoll und wirksam sind, ist noch unklar.

Selbsthilfe Prostata-problemen

Es gibt zahlreiche Möglichkeiten, Beschwerden und Erkrankungen der Prostata wirksam vorzubeugen oder günstig zu beeinflussen. Sie können durch einen gesunden Lebensstil, die Nutzung von Vorsorgeuntersuchungen, sinnvolle Selbsthilfemaßnahmen und die Nutzung von Kontaktangeboten viel dazu beitragen, dass Ihre Prostata nicht zum unlösbaren Problem wird. Die Wissenschaft konnte überzeugend nachweisen, dass Prostataerkrankungen durch die in westlichen Industriestaaten übliche Lebensweise offensichtlich begünstigt werden. Eine weitere wichtige Botschaft für Männer ist die Tatsache, dass Umfang oder Art sexueller Aktivität mit größter Wahrscheinlichkeit für Prostataerkrankungen keine Rolle spielen.

bei

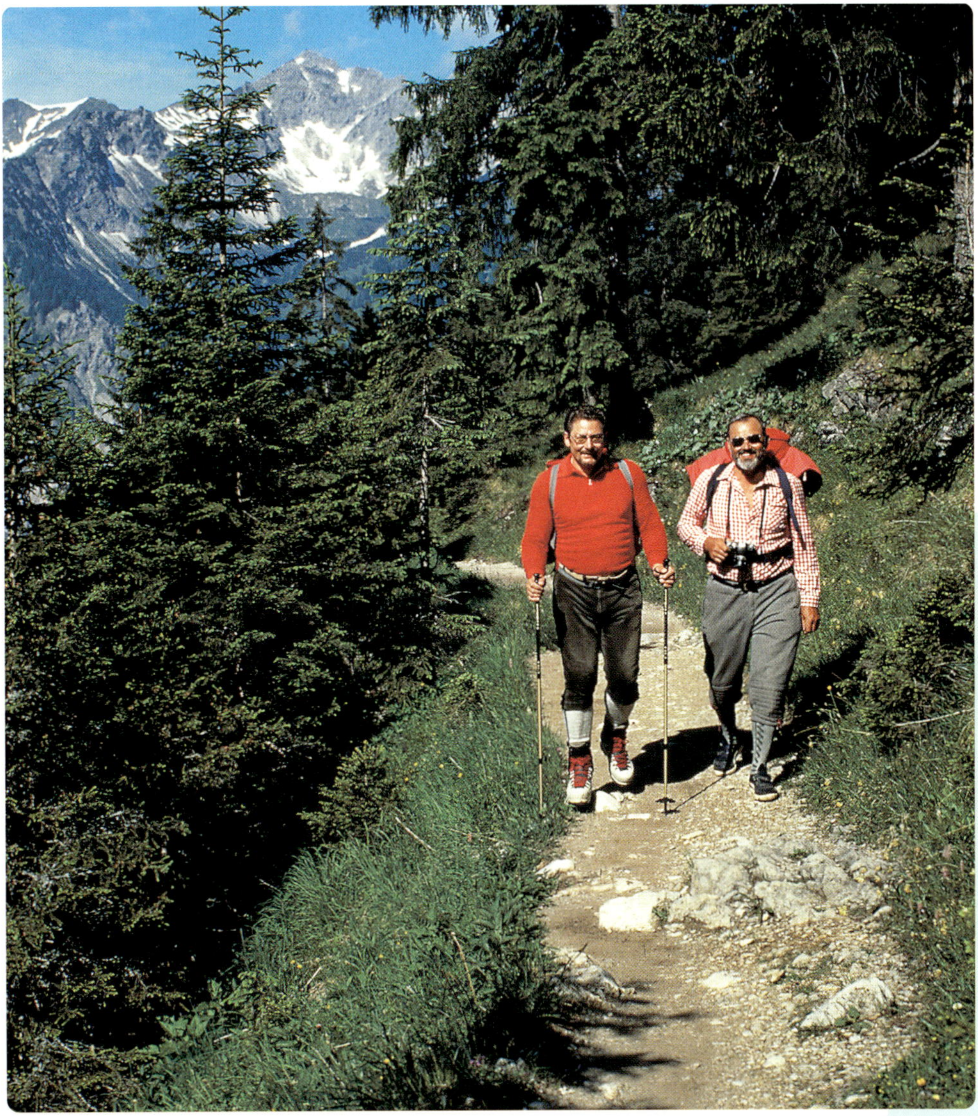

Selbsthilfemaßnahmen im Überblick

Folgende Selbsthilfemöglichkeiten können sinnvoll zur Vorbeugung oder Therapie von Prostataerkrankungen eingesetzt werden:

- Kostenlose Krebsvorsorgeuntersuchungen
- Gesunder Lebensstil
- Ausgewogene und vollwertige Ernährung
- Nahrungsergänzungsmittel
- Innerliche und äußerliche Anwendung von Wasser
- Physikalische Maßnahmen, die Prostatabeschwerden lindern
- Regelmäßige körperliche Bewegung
- Selbsthilfemaßnahmen bei Harninkontinenz
- Selbsthilfemaßnahmen bei Störungen der Sexualfunktion
- Selbsthilfe durch Erfahrungsaustausch mit anderen Betroffenen

Wann sind Vorsorgeuntersuchungen sinnvoll?

Expertentipp

Je früher eine Prostatakrebserkrankung entdeckt wird, desto besser sind die Therapie- und Heilungschancen! Nutzen Sie die kostenlose Krebsvorsorgeuntersuchung!

Kostenlose Krebsvorsorgeuntersuchungen sind für Männer ab dem 45. Lebensjahr empfehlenswert. Wenn Sie größere Sicherheit darüber haben wollen, ob eine vergrößerte Prostata vorliegt, sollten Sie diese Vorbeugungsmaßnahme nutzen. Die Krebsvorsorgeuntersuchung der Prostata ist die wirksamste Möglichkeit, eine Prostatakrebserkrankung bereits im frühen Stadium zu erfassen. Die Erfahrung hat jedoch gezeigt, dass mehr als ein Drittel der in Frage kommenden Männer dieses Angebot nicht in Anspruch nehmen.
Dies hat dazu geführt, dass ein Großteil der Prostatakrebserkrankungen erst in einem fortgeschritteneren Stadium erstmals entdeckt wird. Lassen Sie es nicht so weit kommen!
Die Vorsorgeuntersuchung selbst ist völlig harmlos: Am wichtigsten ist die Austastung der Vorsteherdrüse vom Enddarm aus (Fingeruntersuchung), bei der der Arzt mit dem Finger die Größe der Pro-

stata, eventuell knotiges Prostatagewebe sowie Hämorrhoiden, Afterschleimhauteinrisse (Fissuren) oder verdächtige Gewebeveränderungen im Enddarm zu beurteilen versucht. Wenn bei der Fingeruntersuchung im Enddarm Veränderungen an der Prostata festgestellt werden, können diese mit weiteren Untersuchungen genauer überprüft werden.

Achtung !

Gute Gründe für die Krebsvorsorgeuntersuchung! Schätzungen zufolge

- *... erkranken 20.000 bis 25.000 Männer pro Jahr erstmals an Prostatakrebs.*
- *... befinden sich etwa 140.000 Prostatakrebspatienten in der Nachsorge.*
- *... starben 1995 etwa 12.000 Männer in der BRD an Prostatakrebs.*

Welche Lebensstilfaktoren fördern Prostataprobleme?

Der Lebensstil der Menschen in westlichen Industrienationen gilt einerseits als fortschrittlich und für Zivilisationen der dritten Welt als erstrebenswert, andererseits hat sich gezeigt, dass einseitige Ernährung, Genussgifte und Bewegungsarmut eine Bevölkerung sehr krankheitsanfällig machen können. Zu den Hauptfeinden der allgemeinen Gesundheit und der Gesundheit der Prostata im Besonderen gehören Stress, Alkohol und Rauchen, wenn sie im Übermaß Bestandteil der Lebensgewohnheiten sind.

- Stress
  Übermäßige und chronische körperlich-psychische Stressbelastung macht krankheitsanfällig und schwächt das Immunsystem. Experten nehmen sogar an, dass Stress die Entstehung von Krebserkrankungen fördert. Insbesondere die Prostatopathie wird durch zu viel Stress begünstigt.
- Alkohol
  Eines der gefährlichsten, gesellschaftlich akzeptierten Genussgifte ist Alkohol. Übermäßiger Konsum alkoholischer Getränke schädigt zahlreiche Organe, vor allem die Leber und das Gehirn. Exzessiver Alkoholgenuss schadet auch der Prostata oder verschlechtert bereits bestehende Prostataerkrankungen. Darüber hinaus kann Alkohol Potenz- beziehungsweise Erektionsstörungen verursachen. Vermeiden Sie gewohnheitsmäßigen Alkoholkonsum!

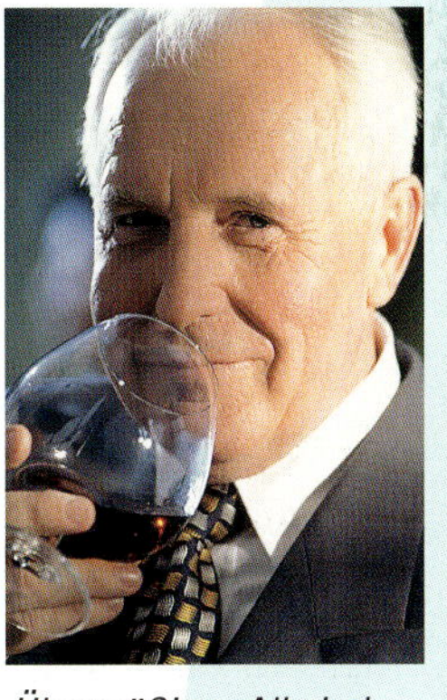

Übermäßiger Alkoholgenuss schadet nicht nur der Leber, sondern auch der Prostata.

- Rauchen
  Die Schädlichkeit des Rauchens ist allgemein bekannt. Rauchen fördert die Entstehung zahlreicher Erkrankungen, etwa Krebserkrankungen der Lungen, der Harnblase und auch der Prostata. Raucher sind meist krankheitsanfälliger, und ihre Lebenserwartung ist gegenüber Nichtrauchern verkürzt. Am besten geben Sie das Rauchen möglichst bald auf.

Die Vorteile körperlicher Bewegung

Bewegungsarmut ist eine der Hauptursachen für zahlreiche, meist chronische Erkrankungen. Wissenschaftliche Studien wiesen deutliche Vorteile für die Gesundheit und Lebensqualität bei Menschen nach, die sich ausreichend und regelmäßig körperlich bewegten. Bewegungsarmut macht den ganzen Körper krankheitsanfälliger und begünstigt auch Prostataerkrankungen.

Wenn der Körper zu wenig bewegt wird, das gilt insbesondere für Männer im höheren Lebensalter, führt dies zu einer Verschlechterung der Durchblutung. Dadurch steigt das Risiko für zahlreiche Beschwerden oder Erkrankungen an. Durch regelmäßige körperliche Bewegung kann Prostataerkrankungen wirksam vorgebeugt werden. Die Durchblutung der Vorsteherdrüse verbessert sich, und Verstopfung, die die Prostata ebenfalls ungünstig beeinflusst, kann vermieden werden. Bei Männern, die regelmäßig körperlich aktiv sind, kommt es deutlich seltener zu BPH-bedingten Beschwerden beim Wasserlassen.

Empfehlenswert für die Gesundheit des ganzen Körpers und der Prostata sind folgende Maßnahmen:

- Suchen Sie sich eine Sportart, die Ihnen Spaß macht, aber keinen Hochleistungssport! Trainieren Sie regelmäßig. Empfehlenswerte Sportarten sind Joggen, Schwimmen oder Gymnastik.
- Gehen Sie in ein Fitnessstudio und trainieren Sie regelmäßig.

Expertentipp

Folgendes Verhalten sollten Sie im Interesse Ihrer Prostata vermeiden:

- *Häufiges und langes ununterbrochenes Autofahren*
- *Langes ununterbrochenes Sitzen im Büro*
- *Sitzen mit schlechter Körperhaltung*

- Gehen Sie jeden Tag eine Stunde spazieren.
- Benutzen Sie grundsätzlich Treppen, keine Lifte.
- Gehen Sie häufiger zu Fuß, wenn Sie Erledigungen oder Einkäufe machen. Lassen Sie Ihren Wagen so oft wie möglich stehen.
- Wenn Sie untrainiert sind, sollten Sie versuchen, sich regelmäßig dreimal pro Woche eine Stunde lang körperlich zu bewegen.

> **Vorsicht !**
>
> *Feindliche Fahrradsättel! Langes regelmäßiges Fahrradfahren kann sich problematisch auf die Prostata auswirken: Die Druckbelastung der Prostata, insbesondere durch Rennradsättel, kann Prostataentzündungen, Prostatopathien und eine gutartige Prostatavergrößerung begünstigen.*

Der Einfluss der Ernährung

Zahlreiche Erkrankungen, die auch Prostataerkrankungen einschließen, können durch die Beachtung bestimmter Ernährungsempfehlungen günstig beeinflusst werden. Obwohl Ernährungseffekte in Bezug auf die Vorsteherdrüse wissenschaftlich nicht zweifelsfrei geklärt sind, geht man trotzdem davon aus, dass bestimmte Nahrungsmittel für die Gesundheit der Prostata von Vorteil sind. Wie wissenschaftliche Studien gezeigt haben, treten bei asiatischen Männern, die nachweisbar kaum Prostataprobleme haben, nach der Einwanderung in westliche Industriestaaten bei Übernahme der dortigen Ernährungsgewohnheiten langfristig Prostataprobleme mit der gleichen Häufigkeit auf wie in Industriestaaten-Bevölkerungen.

Viele Nahrungsmittel wie Obst, Gemüse, Soja- und Vollkornprodukte sind vorbeugend gegen Prostataerkrankungen wirksam, wenn sie regelmäßig konsumiert werden. Dies liegt daran, dass diese Nahrungsmittel Vitamine, Mineralstoffe, Carotinoide, Flavonoide und vor allem schwach wirksame pflanzliche Östrogene (Phytoöstrogene) enthalten, die andere (stärkere) Hormonwirkungen auf die Prostata blockieren können.

Welche Nahrungsmittel sind empfehlenswert?

Zur Gesunderhaltung der Prostata können folgende Ernährungsempfehlungen gegeben werden:

- Sojaprodukte und Leinsamenöl
  Wichtige Nahrungsquellen für pflanzliche Östrogene sind Sojaprodukte und Leinsamenöl.
- Carotinoide
  Inhaltsstoffe bestimmter Nahrungsmittel, so genannte Carotinoide, können gegen Prostataprobleme vorbeugend wirksam sein. Besonders carotinoidreich sind rosa Grapefruits, orangefarbene Aprikosen, gelbe Kürbisse und vor allem Tomaten. Carotinoide geben diesen Nahrungsmitteln ihre charakteristische Farbe. Carotinoide schützen offensichtlich besonders gut gegen Prostatakrebs.
- Grüner Tee
  Im Orient ist grüner Tee ein sehr beliebtes Getränk. Dies könnte ein Grund für die geringe Anfälligkeit der asiatischen Männer für Prostataprobleme sein. Grüner Tee enthält Antioxidanzien, die Zellen vor schädlichen Zellabfallstoffen (freien Radikalen) schützen, sowie Substanzen, die das Enzym 5-Alpha-Reduktase blockieren. Dieses Enzym spielt für die gutartige Prostatavergrößerung eine wichtige Rolle.

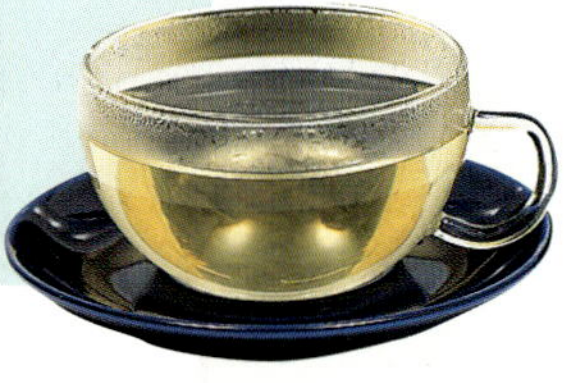

Grüner Tee schützt die Körperzellen vor der schädlichen Wirkung freier Radikale.

- Fettreduzierte Nahrungsmittel
  Eine der Hauptursachen für viele so genannte Zivilisationskrankheiten ist der zu hohe Anteil tierischer Fette im Nahrungsangebot. Ernährungsexperten empfehlen fettarme Ernährung, die Vermeidung von roten Fleischsorten, den Verzicht auf fettreiche Fast-Food-Produkte und den vermehrten Verzehr von Fisch.
- Ballaststoffe
  Im Nahrungsangebot sollten ausreichend Nahrungsmittel enthalten sein, die aus pflanzlichen Fasern bestehen. Diese unverdaulichen Nahrungsbestandteile werden auch als Ballaststoffe bezeichnet. Ballaststoffe in Vollkornprodukten, Obst und Gemüse wirken sättigend und regen die Verdauungsfunktion an. Ballaststoffe sind das beste Mittel, um Verstopfung zu behandeln oder einer Verstopfung und Prostataproblemen vorzubeugen.

ERNÄHRUNGSTIPS FÜR EINE GESUNDE PROSTATA

- *Erhöhen Sie das Angebot an frischem Obst und Gemüse auf Ihrem Speiseplan.*
- *Essen Sie mindestens einmal täglich frisches Obst oder trinken Sie frisch gepresste Obstsäfte.*
- *Verringern Sie den Fettanteil in Ihrem Nahrungsangebot auf etwa 20 bis 30 Prozent.*
- *Bevorzugen Sie Pflanzenöle wie Oliven- oder Leinsamenöl.*
- *Essen Sie mehr Fisch.*
- *Erhöhen Sie den Anteil von Hülsenfrüchten und Vollkornprodukten in Ihrem Nahrungsangebot.*
- *Verwenden Sie häufiger sojahaltige Nahrungsmittel.*
- *Essen Sie weniger zuckerhaltige oder kalorienreiche Nahrungsmittel.*
- *Trinken Sie Kräutertees.*
- *Meiden Sie Kaffee oder zuckerhaltige Getränke.*
- *Bevorzugen Sie grünen Tee.*
- *Bevorzugen Sie reines Wasser (ohne Kohlensäure) als Getränk.*
- *Vermeiden Sie Alkoholexzesse.*
- *Reduzieren Sie Ihren Zigarettenkomsum oder geben Sie das Rauchen ganz auf.*

Expertentipp

Viele für die Gesundheit der Prostata wichtige Nährstoffe enthält das Nahrungsergänzungsmittel Lyco-Vital-Complex von Natural Pharma: Extrakt aus grünem Tee, Bioflavonoide, das Tomaten-Antioxidans Lycopin, natürliche Carotinoide sowie Selen und die Vitamine C und E.

Welche Nährstoffe beugen Prostatakrebs vor?

Ausgewogene vollwertige Ernährung bietet nach neuesten Forschungsergebnissen den wirksamsten Schutz vor Krebserkrankungen. Eine besondere Rolle für den Zellschutz spielen jedoch Vitalstoffe wie Selen, Vitamine und Beta-Carotinoide. Vor allem das Tomaten-Antioxidans Lycopin kann zur Vorbeugung gegen Prostatakrebs mit Erfolg eingesetzt werden. Antioxidative Nahrungsbestandteile bekämpfen zellschädigende freie Radikale und sind für die Krebsvorbeugung von besonderer Bedeutung. Freie Radikale sind Stoffwechselprodukte des Körpers, die Körperzellen angreifen und schädigen können. Die wichtigsten Mikronährstoffe sind Selen-Enzyme sowie die Antioxidanzien Beta-Carotin, Vitamin C und E und das als roter Farbstoff in Tomaten, Wassermelonen und rosa Grapefruits enthaltene Carotinoid Lycopin.

Welche Nahrungsergänzungsmittel schützen vor Prostatakrebs?

Entscheidend für die optimale Schutzwirkung ist nach Expertenmeinung der Antioxidanzien-Gesamtgehalt der Nahrungs- oder Nahrungsergänzungsmittel. Lycopin enthaltende Vitalstoffmischungen sind zur Langzeiteinnahme als Nahrungsergänzungsmittel sinnvoll, wenn die Antioxidanzienzufuhr mit der Nahrung vermindert ist. Eine solche krebsvorbeugende antioxidative Nährstoffmischung sollte vor allem den Tomateninhaltsstoff Lycopin sowie zusätzlich Beta-Carotin, Vitamin C, Vitamin E, Vitamin B_6, Selen und Folsäure enthalten (Lyco-Vitalcomplex von Natural Pharma). Lycopin gilt nach neuesten Forschungergebnissen als einer der vielversprechendsten und wirksamsten Nahrungsinhaltsstoffe zur Verhütung von Krebserkrankungen und zur Vorbeugung gegen Prostatakrebs.

Expertentipp

Nutzen Sie vor Prostatakrebs schützende Carotinoid-Nährstoffe. Essen Sie häufig Tomaten, am besten in Verbindung mit Olivenöl. Trinken Sie häufiger frisch gepressten Grapefruitsaft. Durch carotinoidreiche Ernährung kann das Prostatakrebs-Risiko deutlich gesenkt werden.

Ist eine vorbeugende Nahrungsergänzung mit Zink sinnvoll?

Zink ist ein essenzieller Mineralstoff, den der Körper für normales Wachstum und Fortpflanzung, Geweberegeneration und die Wundheilung benötigt. Im Vergleich zu anderen Organen finden sich in der Prostata sehr große Mengen von Zink. Darüber hinaus ist bekannt, dass in der gutartig vergrößerten Prostata sehr viel höhere Zink- und Magnesiummengen vorliegen als in der größenmäßig normalen Prostata. Bei Prostatakrebs hingegen ist wenig Zink in der Vorsteherdrüse nachweisbar. Zahlreiche Studien haben gezeigt, dass durch eine Nahrungsergänzung mit Zink das Prostatavolumen und die Aktivität des Enzyms 5-Alpha-Reduktase verringert werden kann. Ob eine Zink-Nahrungsergänzung als vorbeugende BPH-Therapie tatsächlich wirksam und sinnvoll ist, kann derzeit nicht eindeutig beantwortet werden. Die hoch dosierte Langzeiteinnahme von Zink ist aufgrund möglicher Nebenwirkungen nicht zu empfehlen.

Schützt Melatonin vor Prostataproblemen?
In jüngster Zeit gelang der Nachweis, dass Prostatagewebe spezielle Andockstellen für das Schlafhormon Melatonin aufweist. Melatonin spielt für die Regulation des Schlafes beim Menschen eine wichtige Rolle und beeinflusst offensichtlich die Funktion zahlreicher Organe. Studien haben gezeigt, dass unter Melatonin das Gewebe von Fortpflanzungsorganen, auch der Prostata, schrumpfen kann. Dennoch ist bislang unklar, ob Melatonin etwa bei gutartiger Prostatavergrößerung (BPH) einen sinnvollen Therapiebeitrag leisten kann. Leidet ein Mann mit BPH auch an Schlafstörungen, ist gegen die niedrig dosierte Anwendung von Melatonin (von Natural Pharma, höchstens 0,5 Milligramm pro Tag) nichts einzuwenden.

Wieviel Flüssigkeit soll man bei Prostatabeschwerden aufnehmen?

Die allgemeine Empfehlung für die gesundheitsfördernde Flüssigkeitszufuhr lautet:

- Verringern Sie keinesfalls die tägliche Flüssigkeitsaufnahme, sondern sorgen Sie dafür, dass Sie täglich etwa 2,5 Liter Wasser durch Nahrung und Getränke zu sich nehmen.
- Nehmen Sie bei körperlicher Belastung, Schwitzen oder hohen Umgebungstemperaturen entsprechend mehr Flüssigkeit auf.

Diese Empfehlung gilt auch, wenn häufiger Harndrang und Probleme mit dem Wasserlassen vorliegen. Die Nieren brauchen genügend Wasser, um richtig zu funktionieren und Abfall- oder Giftstoffe aus

Expertentipp ★

Welche Getränke bei Prostataproblemen? Wasser ist eines der wirksamsten, verträglichsten und billigsten Nahrungs- und Heilmittel, die wir besitzen.

- *Nehmen Sie mindestens 2,5 Liter Wasser täglich mit der Nahrung und mit Getränken auf.*
- *Bevorzugen Sie Kräutertees und grünen Tee.*

dem Körper entfernen zu können. Bei Harnwegserkrankungen sollte darüber hinaus die Trinkmenge in deutlichem Maße erhöht werden, um die Krankheitskeime auszuspülen und eine Verkürzung des Heilungsprozesses zu unterstützen. Auf harntreibende Getränke sollten Sie bei Prostataproblemen weitgehend verzichten: Dazu zählen schwarzer Tee, Kaffee und Alkohol, aber auch manche Mineralwässer, die als Heilwässer angeboten werden. Ungünstig für die Prostata sind auch zu kalte Getränke.

Expertentipp

Vorbeugung gegen nächtlichen Harndrang:

- *Trinken Sie wenigstens zwei Stunden vor dem Zubettgehen nichts mehr. Beginnen Sie den Tag mit einem Glas Wasser am Morgen.*
- *Verzichten Sie auf einen alkoholischen Schlummertrunk – Alkohol reizt die Blase.*

Selbsthilfemaßnahmen bei Prostatabeschwerden

Zur Selbstanwendung gibt es bestimmte Maßnahmen, die Prostatabeschwerden lindern können. Hierzu gehören vor allem physikalische Therapien wie Wärmeanwendungen oder Bäder. Zusätzlich können angemessene Bekleidung und richtiges Sitzen zur Besserung der Beschwerden beitragen.

- Kleidung
  Bei vorliegenden Prostatabeschwerden sollten Sie immer angemessen bekleidet sein. Ziehen Sie sich warme Sachen an, wenn es draußen kalt ist. Vermeiden Sie die rasche Auskühlung des Körpers, wenn Sie nach anstrengender körperlicher Betätigung ins Schwitzen gekommen sind.
- Prostatastress
  Vor allem bei Prostataentzündung sollten Sie darauf achten, dass die Prostata nicht durch Druck oder mechanische Reibung gereizt wird. Rennradsättel verursachen bei längerem Radfahren häufig eine Prostatareizung.
- Prostatakissen
  Wenn Sie viel sitzen, kann ein »Prostatakissen« Beschwerden lindern. Es handelt sich dabei um ein Kissen mit einem Loch in der Mitte, das den Druck auf die Prostata im Sitzen verringert.

- Schwimmen
  Schwimmen ist auch bei Prostataleiden eine empfehlenswerte Sportart. Achten Sie jedoch darauf, dass das Wasser nicht zu kalt ist, ziehen Sie die nassen Badesachen gleich nach dem Bad aus und etwas Trockenes an. Auch ein Sonnenbad kann nicht schaden.

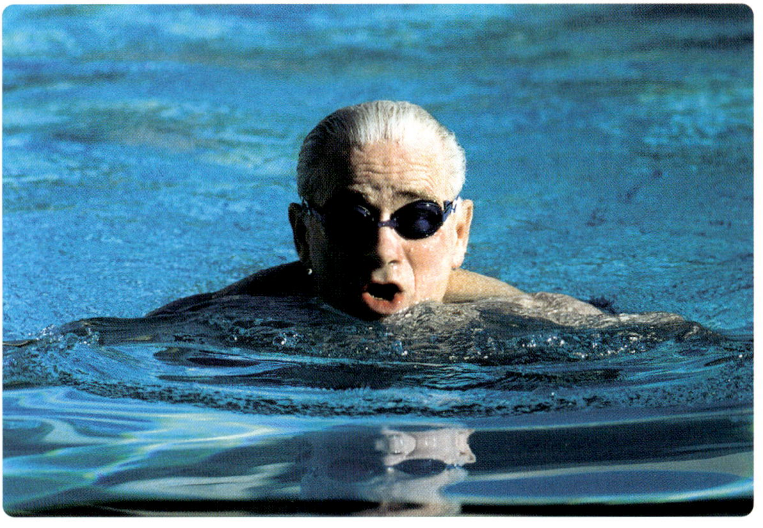

Schwimmen stärkt Herz und Kreislauf, entlastet die Gelenke und wirkt sich positiv auf Prostatabeschwerden aus.

- Wasseranwendungen
  Bei häufigem Harndrang und Harnentleerungsstörungen können Wasseranwendungen sinnvoll sein. Empfehlenswert sind wechselwarme Duschen. Benutzen Sie kein eiskaltes Wasser! Auch warme Fuß- oder Sitzbäder mit zugesetzten Heilkräutern wie Heublumen oder Ackerschachtelhalm können Prostatabeschwerden lindern.
- Wärmeanwendungen
  Geeignete Wärmeanwendungen sind kreislaufanregende Saunagänge, allerdings ohne dazwischengeschaltete kalte Dusche. Auch Wärmepackungen auf dem Unterbauch sind sinnvoll. Sie können dazu Heublumen- oder Moorpackungen, Fangoanwendungen, Heizdecken, Heizkissen oder eine Wärmflasche benutzen.

Achtung !

Kälte ist Gift für die Prostata!

Selbsthilfe bei Harninkontinenz

Harninkontinenz, ständiges Harnträufeln und ständiger Harndrang sind schwer belastende Symptome, die die Lebensqualität deutlich mindern können. Harninkontinenz kann als Begleiterscheinung der gutartigen Prostatavergrößerung, aber auch in sehr hohem Alter, nach Schlaganfällen oder Prostataoperationen auftreten.

Welche Mittel helfen bei Harninkontinenz?

- Beckenbodentraining
  Zunächst sollten Sie versuchen, mit Hilfe des Beckenbodentrainings die Harninkontinenz beziehungsweise die Schließmuskelfunktion besser zu kontrollieren. Lassen Sie sich von einem Physiotherapeuten zeigen, wie Sie die Beckenbodenmuskulatur durch spezielle Muskelkontraktionsübungen trainieren können. Im übrigen sollen solche Übungen auch zu besserem Sex beitragen.
- Slipeinlagen
  Inkontinenz-Hilfsmittel fangen den Urin direkt am Körper auf. Solche Mittel sind saugfähige Slipeinlagen oder Inkontinenz-Slips, die bei leichten Inkontinenzbeschwerden unsichtbar unter der Kleidung getragen werden. Sie sollten die richtige Größe auswählen und darauf achten, ob Sie sich damit wohlfühlen.
- Kondomurinal
  Wie ein Kondom wird das so genannte Kondomurinal über den Penis gestreift, wobei an der Spitze dieses »Kondoms« der Urin über einen Schlauch zu einem Urinbehälter abgeleitet wird, der mit Hilfe einer Manschette am Bein befestigt ist. In diesem Behälter wird der abgehende Urin aufgefangen und bei Bedarf auf einer Toilette entleert.
- Inkontinenz-Klemme und Penoring
  Kurzfristig können bei Harninkontinenz auch ein so genannter Penoring beziehungsweise eine Inkontinenz-Klemme benutzt werden.

Für schwerere Fälle von Harninkontinenz gibt es ein breites Angebot von Hilfsmitteln, die dem Patienten den Alltag erleichtern.

Diese Hilfsmittel klemmen den Penis von außen ab, damit kein Urin unwillkürlich abgehen kann. Der aufblasbare Penoring wird über den Penis gestreift, wobei durch Aufpumpen die Harnröhre nach Bedarf verschlossen werden kann. Bei der Inkontinenz-Klemme wird eine mit Schaumgummi verkleidete Klemme um den Penis gelegt, um die Harnröhre zu verschließen.

- Katheterisierung

  Falls Sie es sich zutrauen, können Sie sich von Ihrem Urologen auch in die Kunst der Katheterisierung einweisen lassen. Ein Blasenkatheter kann ohne weiteres auch vom Patienten selbst angewendet werden. Bestimmte Hygiene- und Sicherheitsempfehlungen sollten jedoch beachtet werden, um Verletzungen und Komplikationen zu vermeiden. Die Selbstkatheterisierung ist gleichfalls keine Dauerlösung, sondern nur als vorübergehende Maßnahme sinnvoll.

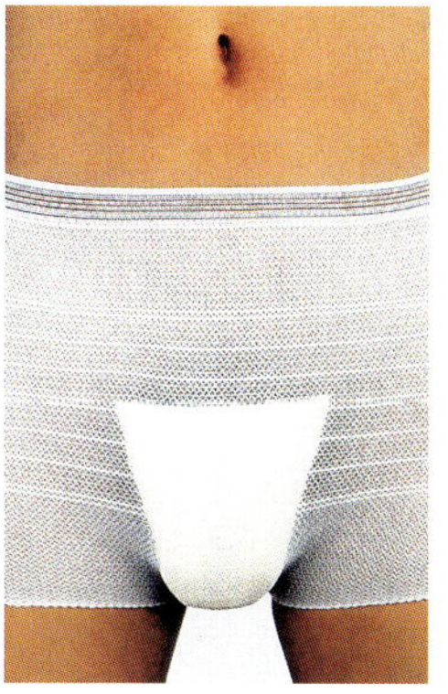

Inkontinenz-Slips sind bei leichten Inkontinenzbeschwerden geeignet.

Selbsthilfe bei Potenz- oder Erektionsstörungen

Bei länger anhaltenden Erektionsstörungen wenden Sie sich zunächst an einen Arzt oder Urologen, zu dem Sie Vertrauen haben.

Da Sexualität, Erotik, Orgasmus- und Erektionsfähigkeit auf komplizierten körperlich-psychischen Vorgängen beruhen, ist es in vielen Fällen sinnvoll und empfehlenswert, mit einem Psychologen oder Psychotherapeuten über die Beschwerden zu sprechen. Erektionsstörungen gehen oft nicht auf körperliche Störungen, etwa eine gutartig vergrößerte Prostata, zurück, sondern sind psychisch bedingt oder werden durch Stress und andere Ursachen hervorgerufen.

Sexualität und Erotik, Erektion und der Samenerguss beim männlichen Orgasmus sind keine rein mechanischen Vorgänge und können deshalb auch nicht mit »mechanischen« Hilfsmitteln oder Arzneimitteln beeinflusst werden. Dennoch stehen zahlreiche Hilfsmittel zur Verfügung, die bei Erektionsstörungen wirksam sind, aber keinen Einfluss auf die sexuelle Lust (Libido) haben.

Welche Mittel helfen bei Impotenz?

Jede Störung des komplizierten Netzwerkes der männlichen Sexualität ist für den Mann ein einschneidendes, meist lebensveränderndes Ereignis. Man sollte bei der Entscheidung für ein Potenzmittel jedoch nicht vergessen, dass, mit Ausnahme von pflanzlichen Mitteln, die Libido durch Impotenz-Therapien nicht beeinflusst wird. Das Sexualverlangen (Libido) ist aber wichtiger Bestandteil jeder sexuellen Aktivität. Ehe- oder Partnerschaftsprobleme können durch Potenzmittel meist nicht verändert werden.

Pflanzliche Potenzmittel sind besser verträglich als synthetische Substanzen.

- Pflanzliche Potenzmittel wie Yohimbin oder roter Ginseng (von Natural Pharma) weisen gegenüber synthetischen Substanzen eine weitaus bessere Verträglichkeit auf. Darüber hinaus stimulieren sie zwar die Durchblutung der Geschlechtsorgane in geringerem Umfang als chemische Substanzen, fördern aber das sexuelle Empfinden beziehungsweise die sexuelle Lust (Libido).
- Die neueste Entwicklung der Medizin zur Behandlung von Erektionsstörungen ist der Einsatz von Arzneimitteln, die nach kurzer Zeit eine dauerhafte Erektion bewirken. Sie können sich beispielsweise Sildenafil (Viagra®) verschreiben lassen. Allerdings müssen Sie dieses teure Medikament selbst bezahlen.
- Eine wirksame Methode bei Erektionsstörungen ist auch die Selbstinjektion gefäßaktiver Wirkstoffe in den Penis (SKAT-Therapie). Damit kann eine effektive und anhaltende Erektion erzeugt werden. Die Selbstbehandlung erfordert jedoch die Beachtung von Anwendungsvorschriften und Dosisempfehlungen, um unangenehme Nebenwirkungen zu vermeiden.
- Operativ eingesetzte Penisprothesen oder implantierte, nach Bedarf eine Erektion erzeugende Penispumpen stehen zur Verfügung. Diese Hilfsmittel werden vom Mann bei geplantem Geschlechtsverkehr selbst bedient.
- Psychotherapien können häufig einen wichtigen und oftmals erfolgreichen Beitrag zur Behandlung von Erektionsstörungen leisten.

Ist Geschlechtsverkehr bei Prostataleiden sinnvoll und möglich? Wenn Sie an einer Prostataerkrankung leiden, aber keine Erektionsstörungen haben, ist Geschlechtsverkehr selbstverständlich möglich. Auch Prostataoperationen, mit Ausnahme von Kastrationsbehandlungen, Antiandrogenen und Bestrahlungen, führen in der Regel nach Abheilung der Wunden nicht langfristig zu sexuellen Problemen oder Erektionsstörungen. Die Zeugungsfähigkeit geht jedoch bei den meisten operativen Verfahren an der Prostata verloren, da der Samenerguss dann rückwärts in die Blase (retrograde Ejakulation) erfolgt. Männer, die beispielsweise mit einer transurethralen Prostatektomie (TURP) behandelt wurden, sind nach dem Eingriff genauso potent (oder impotent) wie zuvor.

Wenn Männer über ein geringeres sexuelles Verlangen (Libidostörung) nach einer Prostataoperation klagen, liegen in der Regel psychische Ursachen für diese Befindlichkeitsstörungen vor, die häufig psychotherapeutisch wirksam behandelt werden können.

SEX ODER KEIN SEX?

Die wichtigsten Fragen und Antworten:

- *Erhöht sich das Risiko für eine gutartige oder bösartige Prostatavergrößerung, wenn man viel oder zu viel Sex hat? – Nein!*
- *Erhöht sich das Risiko für eine gutartige oder bösartige Prostatavergrößerung, wenn man wenig oder keinen Sex hat? – Nein!*

Hilfe bei psychischen Problemen

Die beste Selbsthilfe bei psychischen Problemen ist das Gespräch – mit der Partnerin, dem Partner, mit anderen Betroffenen, mit dem Urologen und Psychotherapeuten. Nur Offenheit kann psychischen Druck und häufig unbegründete Ängste abbauen. Lassen Sie sich auf keinen Fall (von anderen Männern) davon abhalten, mit Menschen Ihres Vertrauens offen zu sprechen. Nehmen Sie professionelle Hilfe in Anspruch, wenn Sie mit Ihren Problemen nicht mehr selbst zurechtkommen. Nur wenn Sie Ihre Probleme aussprechen, ist es anderen Menschen möglich, Sie zu unterstützen oder Ihnen zu helfen.

Expertentipp

Der Erfahrungsaustausch im Kontakt mit Selbsthilfegruppen kann dazu beitragen, psychische Belastungen bei Prostataerkrankungen oder Prostatakrebs abzubauen und den Lebensmut zu stärken.

Internationaler Prostata-Symptom-Score (IPSS)

Wenn Sie die folgenden Fragen beantworten, können Sie selbst abschätzen:

- wie schwer Ihre Beschwerden einzustufen sind,
- ob Sie einen Urologen aufsuchen sollten und
- ob eine Therapie sinnvoll ist.

Wenn Sie alle sieben Fragen beantwortet haben, können Sie die jeweiligen Punktwerte addieren und erhalten Ihren persönlichen Prostata-Symptom-Score.

Der Punktwert kann zwischen 0 und 35 Punkten betragen. Entsprechend der Auswertung ergeben sich drei Schweregrade der Prostata-Beschwerden:

- Symptom-Score: 0–7 Punkte: Leichte Beschwerden
- Symptom-Score: 8–19 Punkte: Mittelschwere Beschwerden
- Symptom-Score: 20–35 Punkte: Hochgradige Beschwerden

Sollte Ihre Selbsteinschätzung einen Punktwert von 8 oder mehr Punkten ergeben, ist ein Besuch bei einem Urologen empfehlenswert.

INTERNATIONA

Alle Angaben beziehen sic auf die letzten 4 Wochen. Bitte ankreuzen.

1. Wie oft hatten Sie das Gefühl, dass Ihre Blase nach dem Wasserlassen nicht ganz entleert war?
2. Wie oft mussten Sie innerhalb von 2 Stunden ein zweites Mal Wasser lassen?
3. Wie oft mussten Sie beim Wasserlassen mehrmals aufhören und wieder neu beginnen (Harnstottern)?
4. Wie oft hatten Sie Schwie keiten, das Wasserlassen hinauszuzögern?
5. Wie oft hatten Sie einen schwachen Strahl beim Wasserlassen?
6. Wie oft mussten Sie presse oder sich anstrengen, um mi dem Wasserlassen zu beginn
7. Wie oft sind Sie im Durchschnitt nachts aufgestanden, um Wasser zu lassen? Maßgebend ist der Zeitraum vom Zubettgehen bis zum Aufstehen am Morgen.

STATA-SYMPTOM-SCORE

nals	Seltener als in einem von fünf Fällen (<20 %)	Seltener als in der Hälfte aller Fälle	Ungefähr in der Hälfte aller Fälle (ca. 50%)	In mehr als der Hälfte aller Fälle	Fast immer
☐ 0	☐ 1	☐ 2	☐ 3	☐ 4	☐ 5
☐ 0	☐ 1	☐ 2	☐ 3	☐ 4	☐ 5
☐ 0	☐ 1	☐ 2	☐ 3	☐ 4	☐ 5
☐ 0	☐ 1	☐ 2	☐ 3	☐ 4	☐ 5
☐ 0	☐ 1	☐ 2	☐ 3	☐ 4	☐ 5
☐ 0	☐ 1	☐ 2	☐ 3	☐ 4	☐ 5
☐ *emals*	☐ *Einmal*	☐ *Zweimal*	☐ *Dreimal*	☐ *Viermal*	☐ *Fünfmal oder mehr*
0	1	2	3	4	5

Hilfreiche Adressen

Unter den folgenden Adressen können Betroffene oder ihre Angehörigen, vor allem bei Prostatakrebs, weitere Informationen erhalten oder Kontakt zu anderen Betroffenen aufnehmen.

DEUTSCHLAND

Forum Prostata
Deutsches Grünes Kreuz
Schuhmarkt 4
35037 Marburg
Tel. 0 64 21-29 30

Interessengruppe für Prostata-Operierte
Reichssportfeldstr. 16/1024
14055 Berlin
Tel. 0 30-3 04 49 45

Deutsches Krebsforschungszentrum Heidelberg Krebsinformationsdienst (KID)
Im Neuenheimer Feld 280
69120 Heidelberg
Tel. 0 62 21-41 01 21
(8–20 Uhr, kostenlos)
Serviceangebot: Ursachen, Diagnose, Therapie, Nachsorge, Vorbeugung

Deutsche Krebshilfe
Thomas-Mann-Str. 40
53111 Bonn
Tel. 02 28-72 99 00
Fax 02 28-72 99 0-11
E-Mail: deutsche@krebshilfe.de
Internet: www.krebshilfe.de
Serviceangebot: Vorsorge, Nachsorge, Betreuung, Selbsthilfegruppen

Krebsberatungsstelle und Kontaktstelle für Selbsthilfegruppen in der Krebsnachsorge
Vaalser Str. 108
52074 Aachen
Tel. 02 41-87 00 13

Gesellschaft für biologische Krebsabwehr (GfBK)
Postfach 10 25 49
69015 Heidelberg
Tel. 0 62 21-16 15 25
Kontakt zu regionalen Arbeitskreisen

Krebs-Hotline – Tumorzentrum Freiburg
Tel. 07 61-2 70 60 60 (9–16 Uhr)

Gesellschaft für Inkontinenzhilfe e. V. (GIH)
Friedrich-Ebert-Str. 124
34119 Kassel
Tel. 05 61-78 06 04
Fax 05 61-77 67 70
E-Mail: geschaeftsstelle@gih.de
Internet: www.klinikum-kassel.de/gih

Hilfe für inkontinente Personen e. V.
Postfach 11 13 22
40513 Düsseldorf
Tel. 02 11-59 21 27 (Di 9–12 Uhr, Do 14–18 Uhr)
Fax 02 11-59 24 94

Bundesverband Deutsche Schmerzhilfe e. V.
Sietwende 20
21720 Grünendeich
Tel. 0 41 42-81 04 34
Fax 0 41 42-81 04 35
E-Mail: webmaster@d-s-h.de
Internet: www.schmerzhilfe.de/

Deutsche Schmerzliga e. V.
Roßmarkt 23
60311 Frankfurt
Tel. 0 69-29 98 80-75
Fax 0 69-29 98 80-33
E-Mail: webmaster@schmerzliga.de
Internet: www.Schmerzliga.de/

Deutsche Schmerzhilfe
Woldsenweg 3
20249 Hamburg
Tel. 0 40-46 56 46

Nationale Kontakt- und Informationsstelle zur Anregung und Unterstützung von Selbsthilfegruppen (NAKOS)
Albrecht-Achilles-Str. 65
10709 Berlin
Tel. 0 30-8 91 40 19
Fax 0 30-8 93 40 14
Internet: www.zdf.de/ratgeber/praxis/nakos/05441/index.html

ÖSTERREICH

Selbsthilfegruppe Prostatakrebs
»Martha-Frühwirt-Zentrum« für medizinische Selbsthilfegruppen
Obere Augartenstr. 26-28
A-1020 Wien
Tel. 01-3 33 10 10

Österreichische Krebshilfe
Theresiengasse 46
A-1180 Wien
Tel. 02 22-4 02 19 22
Internet: www.krebshilfe.or.at

Krebshilfe Österreich-Büro (Dachverband)
Rennweg 44
1030 Wien
Mo-Do von 9-17 Uhr,
Fr von 9-14 Uhr
Tel. 01-7 96 64 50
Fax: 01-7 96 64 50-9
E-Mail: y3351.daa@vm.univie.ac.at

Österreichische Gesellschaft für Onkologie
Sofienalpenstr. 17
A-1140 Wien
Tel. 02 22-97 21 40

Beratungsstelle der Gesellschaft für Inkontinenzhilfe
Johannstr. 46
A-1150 Wien

Medizinische Gesellschaft für Inkontinenzhilfe
Speckbacherstr. 1
A-6020 Innsbruck
Tel. 05 12-58 37 03

Service- und Informationsstelle für Gesundheitsinitiativen und Selbsthilfegruppen im Fonds Gesundes Österreich
Laxenburger Str. 36
A-1100 Wien

SCHWEIZ

Schweizerischer Verband für Natürliches Heilen
Postfach
CH-3004 Bern
Tel. 0 31-3 02 44 40

Schweizerische Krebshilfe
Effingerstr. 40
CH-3000 Bern

Schweizerische Krebsliga
Monbijoustr. 61
CH-3001 Bern
Tel. 0 31-33 70 12 12
Internet: www.swisscancer.ch

Krebsliga St.Gallen-Appenzell
Flurhofstr. 7
CH-9000 St.Gallen
Tel. 0 71-2 42 70 00
Fax 0 71-2 42 70 30
E-Mail: beratung@krebsliga-sg.ch
Internet: www.krebsliga.ch

Beratungsstelle der Gesellschaft für Inkontinenzhilfe
Kantonsspital
CH-6000 Luzern 16

Kontaktstelle für Selbsthilfegruppen
Selbsthilfezentrum Hinterhuus
Feldbergstr. 55
CH-4057 Basel

INTERNET

Prostat@Online – Infos für Patienten
www.takeda.de

- Medizinische Informationen zum Thema Prostata der Takeda Pharma GmbH.
- Patientenlexikon Prostata.
- Prostata-Selbsthilfegruppen und Kontakte zu Prostatakrebspatienten.
- Bestellmöglichkeit einer Informationsbroschüre.

Prostatitis
www.medizin-forum.de/prostatitis

- Einzige deutschsprachige Homepage der Prostatitis-Hilfe (USA: www.prostate.org): Alle aktuellen Informationen speziell zum Thema Prostatitis (Ursachen, Therapie, Hilfe, Selbsthilfe, Links).

Medicine WorldWide
www.medicine-worldwide.de

- Durch Eingabe des Stichwortes »Prostata« können aktuelle medizinische Informationen zu Prostatakrebs abgerufen werden.

DGK – Das Gesundheits-Web
www.dgk.de

- Umfangreiche Informationen zu Gesundheitsaufklärung und Gesundheitsförderung.
- Forum Prostata: Publikationen zum Thema Prostata, Pressedienst und Broschüren.

Deutsche Krebshilfe – Prostatakrebs
www.krebshilfe.de

- Hauptaufgaben: Information und Aufklärung über Krebserkrankungen und Möglichkeiten der Krebsvorbeugung, kostenlose Früherkennungsmaßnahmen,

Verbesserung in der Krebsdiagnostik, Weiterentwicklung in der Krebstherapie, Finanzierung der Krebsforschung, Förderung der psychosozialen Krebsnachsorge, Hilfestellung, Beratung und Unterstützung in Notfällen.
- Online-Ratgeber: Prostatakrebs.

DKFZ – Deutsches Krebsforschungszentrum Heidelberg
www.dkfz-heidelberg.de
- Umfangreiches Infocenter zu allen Fragen, die Krebserkrankungen betreffen.
- Patienteninfo zum Thema Prostatakrebs (Diagnostik, Behandlung, Forschung).

KID – Krebsinformationsdienst – Deutsches Krebsforschungszentrum Heidelberg
www.krebsinformation.de
- KID informiert kostenlos, individuell, verständlich, aktuell und umfassend über alle Fragen, die mit Krebs zusammenhängen: Ursachen, Vorbeugung, Entstehung, Erkennung, Behandlung und Nachsorge.
- Breites Serviceangebot: Fragen und Antworten zum Thema Krebs, Krebsarten, häusliche Pflege, Symptome, aktuelle Themen, Krebsvorbeugung, Broschüren, Adressen, umfangreiche Link-Sammlung.
- Prostatakrebs: Informationen für Patienten und Angehörige

GIH – Gesellschaft für Inkontinenzhilfe
www.klinikum-kassel.de/gih
- Aktuelle Informationen und Veröffentlichungen zu allen Aspekten der Inkontinenz in der GIH-Internet-Bibliothek. Texte kann man jeweils einmal für den eigenen Gebrauch kopieren und ausdrucken.

Österreichische Krebshilfe
www.krebshilfe.or.at
- Die Hauptaufgabengebiete sind Prävention und Früherkennung, Hilfe und Beratung für Krebspatienten und deren Angehörige und die Forschungsförderung.
- Die Internet-Site bietet ein umfangreiches Informations-, Hilfe- und Beratungsangebot sowie Kontakte zu Beratungszentren, Hospizen und Selbsthilfegruppen in ganz Österreich.
- Eine spezielle Seite informiert über Prostatakrebs.

Schweizerische Krebsliga
www.swisscancer.ch
- Informationen über nationale Aktivitäten und Programme, Beratung und Informationen.
- Aktuelle Informationen können durch Eingabe des Stichwortes »Prostata« abgerufen werden.

cancerfacts.com (engl.)
www.cancerfacts.com
- US-Internetdienst speziell für Krebspatienten auf der Grundlage evidenzbasierter Medizin.
- Personalisierter Service mit der Möglichkeit für Prostatakrebspatienten durch Eingabe persönlicher Krankheitsdaten (Labor-, Biopsiebefunde, Tumorstadium) ein individuelles Gesundheitsprofil und eine persönliche Krankheitsprognose zu erstellen.

The Prostate Cancer InfoLink (engl.)
www.comed.com/Prostate
- Internet-Infoportal für Prostatakrebspatienten: Selbsthilfegruppen, Betroffenenkontakte, Erfahrungsaustausch, Therapiekritik, Ursachen, Probleme und Prävention von Prostatakrebs.

Wellness Web prostate cancer (engl.)
www.wellweb.com/prostate/prostate.htm
- Ausführliche Informationen zum Thema Prostatakrebs (Prostate Cancer Center): Diagnose, Labortests, Aktuelle Therapien, Impotenz (Impotence Center), Inkontinenz (Incontinence Center).
- Kontaktmöglichkeit zu Prostatakrebspatienten weltweit.

Life Extension Foundation (engl.)
www.lef.org
- Weltgrößte Anti-Aging-Organisation mit zahlreichen und umfangreichen Serviceangeboten für alle Gesundheitsfragen.
- Stichwort »prostate«, Rubrik »diseases«: Aktuelle verfügbare Informationen zum Thema Prostataerkrankungen und Prostatakrebs.

ESIR – European Society for Impotence Research (engl.)
www.esir.com
- Website der europäischen Gesellschaft für Impotenzforschung mit großem Informationsangebot.

Bezugsquellen

Die Nahrungsergänzungsmittel Saw Palmetto 160 mg (Sägepalmenfruchtextrakt), Lyco-Vital-Complex (Lycopin, Vitalstoffe), Korean Ginseng 250 mg, Yohimbe 100 mg und Melatonin 3 mg sind bei Natural Pharma erhältlich.

Natural Pharma Corp
Postfach 7
CH-9014 St. Gallen
Tel. 0800-60 80 40 20 (gebührenfrei)
Fax 0800-60 80 40 30 (gebührenfrei)
E-Mail: order@naturalpharma.net
Internet: www.naturalpharma.de

Die Infobroschüre »Vitalize Your Life – Das Gesundheitsmagazin von Natural Pharma« kann kostenlos angefordert werden.

Register

Kursiv gesetzte Seitenzahlen verweisen auf Abbildungen.

Der Autor

Dr. med. Eberhard J. Wormer studierte Germanistik, Geschichte und Medizin. Er lebt in München, arbeitet seit vielen Jahren als Medizin- und Wissenschaftsjournalist und veröffentlichte zahlreiche populärwissenschaftliche Ratgeber und Handbücher sowie medizinische Biographien.

Wichtiger Hinweis

Die im Buch veröffentlichten Ratschläge wurden mit größter Sorgfalt von Verfasser und Verlag erarbeitet und geprüft. Eine Garantie kann jedoch nicht übernommen werden. Ebenso ist eine Haftung des Verfassers bzw. des Verlages und seiner Beauftragten für Personen-, Sach- oder Vermögensschäden ausgeschlossen.

Bildnachweis

Umschlagfoto: © Zefa/Aiken
Illustrationen: Dr. Michael und Christiane von Solodkoff, S. 8, 10
Fotos: arabella press/M. Timm S. 29; Bavaria Bildagentur/VCL/VCP S. 23, 56; IFA-Bilderteam/Int. Stock S. 15; Fa. Paul Hartmann S.101; Mauritius/Phototake (2)/Phototheque SDP/Hubatka/age/Kerscher S. 7, 25, 34, 36, 40, 84; Okapia/Jeffrey Telner/Dan Mc Coy/Rainbow S. 32, 77; Hans Reinhard S. 81, 85, 86, 94; Zefa/Index Stock (2)/Leidmann/G. Baden S. 18, 89, 91, 99.

Impressum

Die Deutsche Bibliothek – CIP-Einheitsaufnahme

Ein Titeldatensatz für diese Publikation ist bei der Deutschen Bibliothek erhältlich.

Midena Verlag, München

Projektleitung: Franz Leipold
Herstellung: Gabriele Schnitzlein
Bildredaktion: Sylvie Busche
Umschlagkonzeption: Kontrapunkt, Kopenhagen
Gesamtlayout: Cordula Schaaf, München
Satz und Redaktion: content publishing, München
Reproduktion: Pre Press Dasing
Printed in Italy

ISBN 3-310-00686-7